舌诊图谱：

观舌知健康

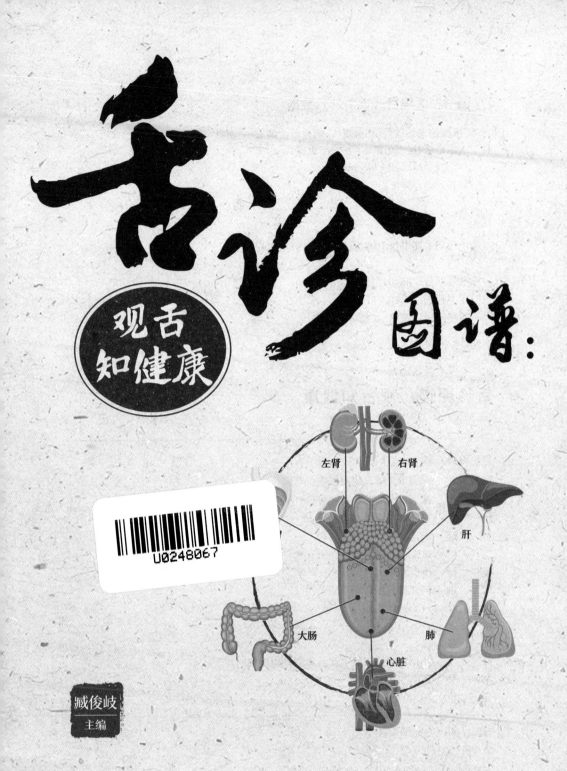

左肾　　右肾

肝

大肠　　　　肺

心脏

臧俊岐 **主编**

江西科学技术出版社

江西·南昌

图书在版编目（CIP）数据

舌诊图谱：观舌知健康 / 臧俊岐主编. -- 南昌：江西
科学技术出版社，2018.3（2024.5重印）
ISBN 978-7-5390-6274-7

Ⅰ．①舌… Ⅱ．①臧… Ⅲ．①舌诊－图谱 Ⅳ．
①R241.25-64

中国版本图书馆CIP数据核字(2018)第048253号

选题序号：ZK2017412
图书代码：D18021-101
责任编辑：张旭 周楚倩

舌诊图谱：观舌知健康
SHEZHEN TUPU GUANSHE ZHIJIANKANG

臧俊岐　主编

摄影摄像	深圳市金版文化发展股份有限公司	
选题策划	深圳市金版文化发展股份有限公司	
封面设计	深圳市金版文化发展股份有限公司	
出　　版	江西科学技术出版社	
社　　址	南昌市蓼洲街2号附1号	
	邮编：330009　电话：（0791）86623491　　86639342（传真）	
发　　行	全国新华书店	
印　　刷	河北鑫兆源印刷有限公司	
尺　　寸	173mm×243mm　　1/16	
字　　数	120 千字	
印　　张	12	
版　　次	2018年3月第1版　2024年5月第4次印刷	
书　　号	ISBN 978-7-5390-6274-7	
定　　价	39.80元	

赣版权登字：-03-2018-41

中医舌诊的临床意义，在于作为辨证的不可缺少的客观依据，无论八纲、病因、脏腑六经、卫气营血和三焦等辨证方法，都以舌象为重要的辨证指标。

每一位中医师在看病时，望舌把脉是最常见的诊察方法，此方法也是中医诊断学中最精华的部分。舌象是反映出机体内脏的一面"镜子"，通过舌象，可以直接了解人体的健康状况，可以判断疾病的属性、证型以及病情轻重缓急等。中医认为舌通过经络的循行，直接或间接地与五脏六腑相通，又与人体的四肢百骸相连，而脏腑的精气上荣于舌，脏腑的病变也影响精气的变化从而反映在舌上。如心为五脏六腑之大主，全身脏腑的气血病变可通过心反映在舌象上。

在《黄帝内经》中就有了望舌诊病的记载，如《素问·刺热篇》曰："肺热病者，先淅然厥起毫毛，恶风寒，舌上黄。"指出表邪传里，肺胃热盛，舌苔变黄的转化规律。张仲景在舌诊的运用上比《黄帝内经》更为广泛，《伤寒杂病论》六经辨证中就有四经辨证涉及舌诊，在内伤杂病方面，四十多种病中有七种疾病运用过舌诊辨证，而且其中有一定的规律可循。张石顽在《伤寒绪论》中云："舌苔之名，始于长沙，以其邪气传里，如有所怀，故谓之苔。"曹炳章《辨舌指南》云："辨舌质可辨脏腑的虚实，视舌苔可察六淫之浅深。"进行舌诊时应将舌质和舌苔辨证结合，一般情况下二者反映病变是一致的，但也有不一致现象出现，这就需要综合分析，全面衡量，参考其他症候，做出正确的判断。

同一疾病，可见数种不同的舌象；同一舌象，又可在多种不同的疾病中出现。其病机也是同中有异，异中有同。前人有很多望舌的经验总结，临证参考这些舌象，对推断病情轻重、预测病情预后具有一定意义，但也不能拘泥。同时病至危期，不仅影响舌象，也必然会有全身症候表现，故临床仍应四诊合参，综合判断，并进行积极治疗。

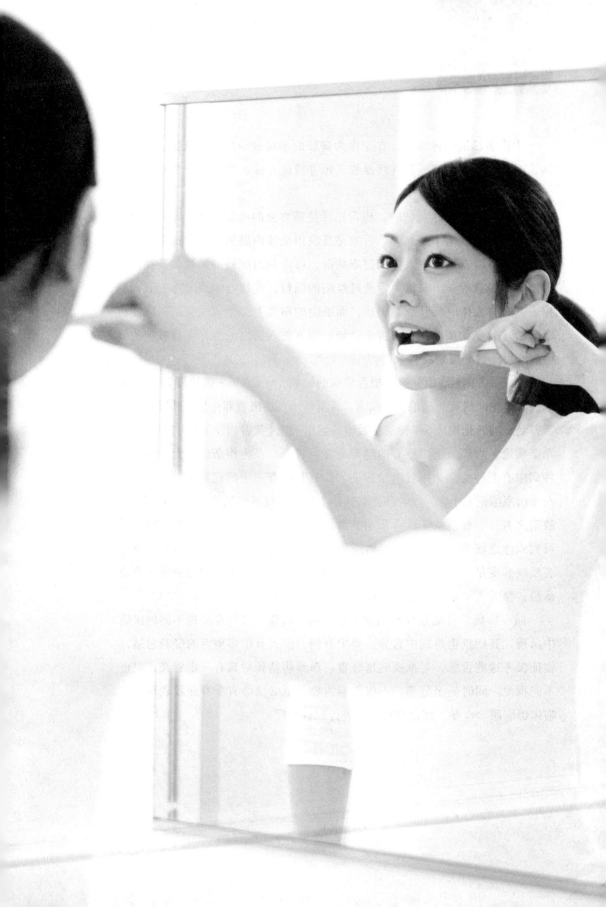

目录
CONTENTS

CHAPTER 1
小小舌头查健康

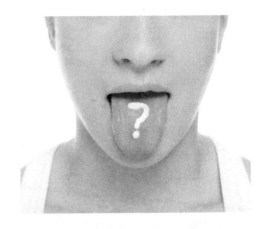

CHAPTER 2
学会舌诊，做自己的家庭医生

CHAPTER 3
气虚体质——气短

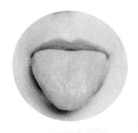

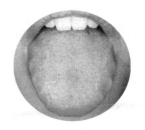

CHAPTER 4
阳虚体质——怕冷

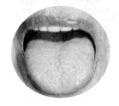 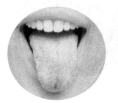

CHAPTER 5
阴虚体质——缺水

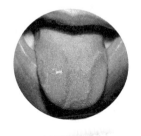
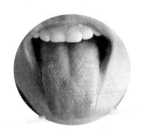

CHAPTER 6
血瘀体质——长斑

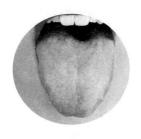
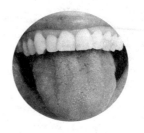

CHAPTER 7
气郁体质——忧郁

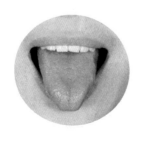
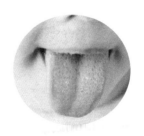

CHAPTER 8
痰湿体质——肥胖

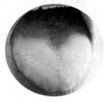
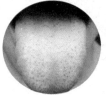

CHAPTER 9
湿热体质——长痘

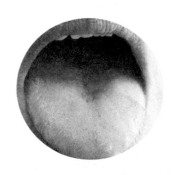 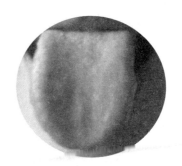

CHAPTER 1

小小舌头查健康

　　中医通过对舌象的观察来了解和认识疾病的本质和发展，首先就要知道舌与人体之间的联系。人体是一个统一的有机整体，舌作为人体的一部分，与人体经络、脏腑、气血津液都存在着密切的联系，通过舌头的细微变化，可以看出一个人健康与否。

舌诊的历史悠久

你注意过自己的舌头吗？知道为什么舌头的颜色经常改变吗？去看中医的时候，会不会觉得奇怪，为什么人家会观察你的舌头？

舌诊是中医诊断学的重要部分，也是中医诊断疾病的重要方法和依据，早在殷商的甲骨文中，已有关于舌头的记载，其中就含有诊断疾病的意思。古医籍中最早的记载见于《黄帝内经》，如《素问·脉要精微论篇》说："心脉搏坚而长，当病舌卷不能言。"因手少阴心经起于心，挟咽喉，因心有病，而引起"舌卷不能言"的症状。《素问·热论篇》说："伤寒一日，巨阳受之，……五日少阴受之，少阴脉贯肾络于肺，系舌本，故口燥舌干面渴……十一日少阴病衰，渴止不病，舌干已而嚏……大气皆去，病日已矣。"是说人体感受寒邪，表证未解，化热入里，舌干是里热的征象。"舌干已"是里热已退，津液恢复、病愈的表现。

张仲景将舌诊作为辨证论治的依据，并首创"舌苔"一词。汉代名医张仲景被中医界尊称为医圣，他所撰写的《伤寒杂病论》被称为方书之祖。其中论舌的内容共有30多处，其中在六经辨证中有四经涉及舌诊，在40多种内伤杂病中有7种疾病运用舌诊辨证。《伤寒杂病论》曰："藏结无阳证，不往来寒热，其人反静，舌上胎滑者，不可攻也。""阳明病，胁下鞭满，不大便而呕，舌上白胎者，可与小柴胡汤。""渴欲饮水，口干舌燥者，白虎加人参汤主之。"《金匮要略》指出："病人胸满，唇痿舌青，……为有瘀血。"

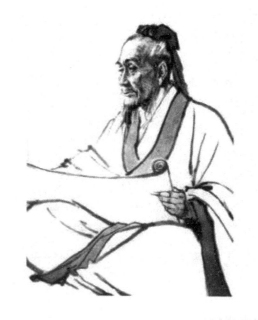

隋代，巢元方等撰《诸病源候论》中，有关舌诊的内容就丰富多了，例如《诸病源候论·小儿杂病诸候》说："心脾俱热，气发于口，故

舌肿也。"《诸病源候论·虚劳骨蒸候》说："皮蒸……舌上白。"《诸病源候论·湿䘌病诸候》说："湿䘌病……齿无色，舌上尽白。"《诸病源候论·热病诸候》说："肺热病者，舌上黄，身热。"

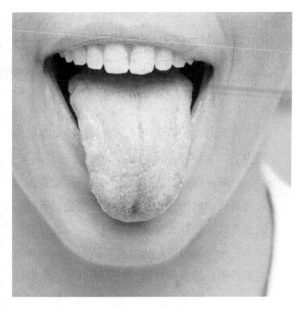

元代《敖氏伤寒金镜录》，简称《伤寒金镜录》，原书有舌图12幅，原作者不详。元代杜清碧又增绘了24幅舌象图，与原书12幅合为36幅，该书主要根据舌色，分辨寒热虚实、内伤外感，记录了各舌色所主病症的治疗与方药。全书分36种舌色，每种舌色都附有图谱。直至明代薛立斋偶得《金镜录》，珍其辨舌用药之妙，绘以五彩，编入《薛氏医案》，使前人之书，得以行于世。

明清时期舌诊受到重视，并得到广泛应用，在理论研究与临床实践均取得很大的成就，也产生了不少舌诊学术专著。

自1949年后，在舌诊的诊断原理方面进行了一系列的研究，并出现一批有价值的中医舌诊著作。例如姚保泰编著的《中医舌像与胃镜像对照图谱》以及陈泽霖编著的《舌诊研究》等，都深具学术和实用价值。

舌诊是中医诊断疾病、观察疗效和判断预后的重要手段，具有简洁实用、容易掌握的特点，是认识疾病、把握病例性质、指导养生的重要手段。

舌与经络之间的关系

　　舌的内在联系是通过经络的循行来完成的，经络是经脉与络脉的总称。"经者，径也"，有路径的意思在里面。经脉贯通上下，沟通内外，是经络系统中纵行的主干。经络内属脏腑，外络于肢节，沟通脏腑与体表之间，形成一个纵横交错的网络，通过有规律的循行和复杂的联络交会，组成一个经络系统，将机体五脏六腑、四肢百骸及皮肉筋骨等紧密联结成一个统一的有机整体。

　　关于舌与经络系统的连属关系，在《黄帝内经》中就有明确记载。手少阴心经之别系舌本；足少阴肾经、足厥阴肝经，沿喉咙，分别挟舌本、络舌本；足太阴脾经之脉连舌本，散舌下；足太阳膀胱经之筋结于舌本；手少阳三焦经之筋入系舌本等。五脏六腑直接或间接地通过经络、经筋与舌相连。因此，脏腑有病，可影响舌的变化。

舌与精、气、血、津液的关系

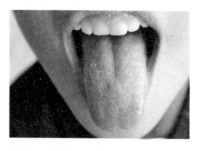

　　精、气、血、津液是维持人体生命活动不可缺少的物质，既是脏腑功能活动的物质基础，又是脏腑功能活动的必然产物。

　　舌与精、气、血、津液的关系，是建立在舌与经络、脏腑关系的基础之上的。舌依赖经络、脏腑的正常生理活动为之提供精、气、血、津液等物质而发挥正常的生理作用，精、气、血、津液的分布、贮藏、代谢或运行于舌与脏腑当中，支撑着它们完成人体各种生理活动。因此，脏腑功能活动状况的好坏，精、气、血、津液的生成、运行、输布、贮藏和代谢状况等方面，可在舌象上得到反映。

舌头与五脏六腑之间的关系

舌与经络连属即反映出彼此之间的联系，实现了舌与脏腑之间的关联，通过经络系统的经脉、经别、经筋，舌与心、脾、肝、肾、膀胱、三焦等诸多脏腑建立了直接联系。其他脏腑虽没有直接联系，但是通过十二经脉之间的相互联系与沟通，建立了间接的联系。

在人体五脏当中，中医认为与舌关系最为密切的是心。中医所说"心开窍于舌""舌为心之苗"，心经的经筋和别络，均上系于舌。心的气血通过经脉的流注而上通于舌，以保持舌体的正常色泽形态和发挥其正常的生理功能。所以心的病变可反映在舌上，临床上也可以通过观察舌的变化，判断心的生理和病理状态。心主血脉功能失常时，如心阳不足，则舌质淡白胖嫩；心血不足，则舌质淡白；心火上炎，则舌尖红赤；心脉瘀阻，则舌紫，有瘀点瘀斑；如心主神志的功能异常，则可出现舌强、舌卷、语謇或失语等。"舌为脾之外候"，舌苔为胃气蒸化谷气上承于舌面而成。舌体依赖于气血充养，所以舌象能反映气血的盛衰，而与脾的功能直接相关。

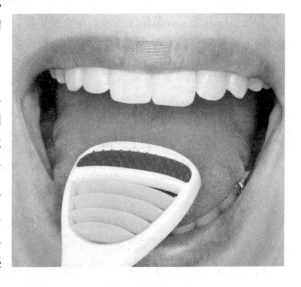

舌与脏腑相通还体现在脏腑的病变可在舌的一定部位内呈现出来，目前最常用的划分为：舌尖对应心肺，多反映上焦心肺的病变；舌中对应脾胃，多反映中焦脾胃的病变；舌根对应肾，多反映下焦的病变；舌两边对于肝胆，多反映肝胆的病变。有些还按照胃经来划分：舌尖属上脘，舌中属中脘，舌根属下脘，此方法适用于肠胃疾病。

判断疾病邪正盛衰

　　机体正气的盛衰明显体现于舌象，判断正气的盛衰，主要观察舌色的变化，舌质、舌苔的润燥以及舌苔的厚薄与有无。

　　正盛邪实则舌质苍老；正气不足则舌质娇嫩；气血充盛则舌体红润有神气；气血不足则舌色淡白；气血运行不畅，则舌青紫；津液充足则舌质、舌苔滋润不燥；津液不足，则舌干苔燥；心火亢盛则舌尖或口舌生疮；肝风内动则舌体震颤或歪斜；脾失健运、水湿内停则舌苔厚腻；热入营分则舌质红绛。

　　舌苔是胃气上蒸的表现，当胃气旺盛，则舌苔薄白润，舌体柔软，苔有根基；当胃气衰败或是胃阴枯竭，则舌苔无根基或光剥无苔。

　　舌质坚敛苍老，舌色偏深，舌苔垢腻或堆聚，多数实证，提示正气未衰；舌质浮胖娇嫩，舌色浅淡，舌苔剥落或无苔，则多属虚证，提示正气已衰。

区别病邪性质

　　不同邪气的疾病，都会反映在舌头上，那是由于邪气与胃气相搏而凝聚成苔，我们从舌苔上就能轻易地判断出来。

　　苔薄白者，多由于外感风寒之邪引起；苔薄而干，多是外感风热之邪的成因；而舌颤多属风邪，舌淡苔白属寒邪，舌红苔黄属热邪，舌红少津属燥邪，苔滑腻属湿邪，苔黏腻属痰凝，舌紫暗或有瘀点、瘀斑属瘀血，苔腐腻属食积。所以但凡是风、寒、暑、湿、痰、瘀、食积等病邪，在舌苔、舌质上，都有明显的表现。

　　如果是诸多疾病一起来犯，在舌象上，也有所体现。如风湿之邪伤表，则苔多而薄白；寒湿伤里，则苔多白腻而厚；舌红苔燥，属燥热之邪；痰饮、湿浊、食滞或外感秽浊之气，均见舌苔厚腻。

分辨病位深浅

　　一般从病位上看，机体的皮毛、肌腠、经络相对为外，外有病则属表，病情较轻；脏腑、骨骼相对为内，内有病则属里，病情较重。对于疾病的判断，应辨别病位的表里，这对于外感病来说，尤为重要，因为内伤杂病的症候一般皆属于里证的范畴，对于分辨病位的表里意义不大。而外感病则往往具有由表入里、由浅而深的转变发展过程。

　　在外感疾病中，观察舌象的变化能反映病位的深浅情况。病邪轻浅多见舌苔变化，而病情深重可见舌苔舌质同时变化。苔薄白是疾病初起，病情轻浅；苔黄厚，舌质红为病邪入里，病情较重，主气分热盛；邪入营分，可见舌绛；邪入血分，可见舌质深绛或紫暗，苔少或无苔。说明不同的舌象提示病位浅深不同。

　　内伤杂病中，若脏腑功能失常，亦可反映于舌。一般舌尖红起芒刺，属心火亢盛；舌边红多属肝胆有热；舌苔白而厚腻，多因脾失健运，湿邪内阻，如见于湿浊、痰饮等；舌中苔黄厚腻，多属脾胃湿热；舌体颤动，多为肝风内动；舌体歪斜，为中风或中风先兆等。

　　三焦所属脏腑的病理变化和临床表现，标志着温病发展过程的不同阶段。上焦病变多属初期阶段，中焦病变多属中期阶段，下焦病变多属末期阶段。就舌象而言，热在上焦者多为苔黄，甚则黑而起芒刺，则传至中焦，再入下焦，舌绛苔少。

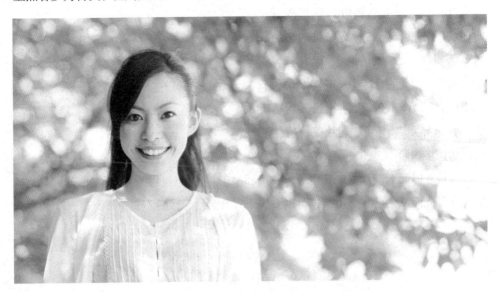

判断病势与预后

　　舌苔的变化反映着正邪的消长与胃气的强弱，舌质的变化反映着脏腑气血的盛衰，所以，通过对舌象的动态观察，可测知疾病发展的进退趋势。从舌苔上看，若苔色由白转黄，由黄转为灰黑，苔质由薄转厚，由润转燥，多为病邪由表入里，由轻变重，由寒化热，邪热内盛，津液耗伤，为病势发展严重。反之，若舌苔由厚变薄，由黄转白，由燥转润，为病邪渐退，津液复生，病情向好的方向转变。若舌苔骤增骤退，多为病情暴变所致。如薄苔突然增厚，是邪气急骤入里的表现；若满舌厚苔突然消退，是邪盛正衰、胃气暴绝的表现，二者皆为恶候。从舌质上看，舌色由淡红转为红、绛或绛紫，或舌面有芒刺、裂纹，是邪热内入营血，有伤阴、血瘀之势；若淡红舌转淡白、淡紫湿润，舌体胖嫩有齿痕，为阳气受伤，阴寒内盛，病邪由表入里，由轻转重，病情由单纯变为复杂，为病进。

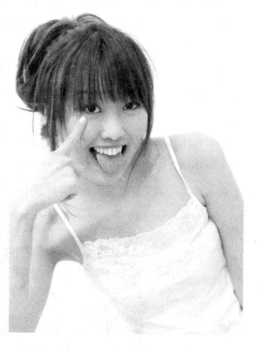

　　凡是舌的神、色、形、态无太大的异常变化，说明正气尚存，预后较好，即使病情较重，仍然含有转机。反之，则预后不良。舌荣有神，舌面有苔，舌态正常者，为邪气未盛，正气未伤，胃气未败，预后较好；舌质枯晦，舌苔无根，舌态异常者，为正气亏虚，胃气衰败，病情多凶险。

　　舌苔先厚而退，且复发新白薄苔，仍邪去正复，预后良好；若原本厚苔，突然消退，且舌光而燥，没有再出新苔，则多属于胃气渐绝，预后不良。

认识自己的舌

舌的形态

舌分为上、下两面。上面称舌背，其后部以呈"八"字形的界沟分为前2/3的舌体和后1/3的舌根，界沟中间有一凹陷，称为舌盲孔。舌体的前端称舌尖，中间有一条不太明显的直行皱褶，称为中间沟。舌的下面正中线上有一连于口腔底的黏膜皱襞，称舌系带，其根部的两侧各有一小黏膜隆起，称舌下阜，是下颌下腺与舌下腺大管的开口处。舌下阜的后外方延续为舌下襞，其深面埋舌下腺。

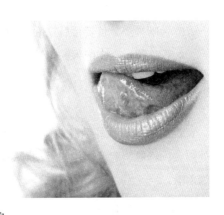

舌的肌肉

舌主要以骨骼肌作基础，表面覆以黏膜而成。整个舌体是由横纹肌组成的肌性器官，可分为舌固有肌和舌外肌两种。舌固有肌指舌本身的肌，起止均在舌内，其肌纤维分纵行、横形和垂直三种方向，收缩时，分别可使舌缩短、变窄或变薄。舌外肌起自舌外，呈扇形分散而止于舌内。其中以颏舌肌在临床上较为重要，这是一对强有力的肌，起自下颌体后面的颏棘，肌纤维呈扇形向后上方分散，止于舌中线两侧。两侧颏舌肌同时收缩，拉舌向前下方，即伸舌，受舌神经支配。单侧收缩使舌伸向对侧，如一侧颏舌肌瘫痪，当病人伸舌时，舌尖偏向患侧。

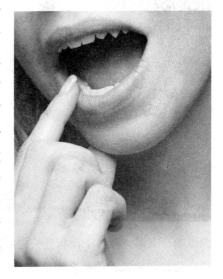

舌的神经

舌的感觉神经，在舌前2/3为舌神经，舌后1/3为舌咽神经和迷走神经，舌的运动神经为舌下神经，舌的味觉为面神经的鼓索支支配。

管理舌的神经主要分为四种：

1. 三叉神经的第3支下颌神经的分支为舌神经，负责舌前2/3的一般感觉。

2. 面神经的鼓索支，负责舌前2/3的味觉。

3. 舌咽神经，负责舌后1/3的味觉和一般感觉。

4. 舌下神经，支配舌的运动。

舌的血管

舌的动脉与颈外动脉前侧支的分支，迂回分布于舌背、舌下、舌系带及牙龈等处。舌的经脉，起始部位与舌动脉一致，流入上腔静脉。肉眼所见的舌下脉络，即舌深静脉。

舌的黏膜

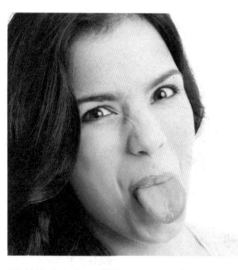

舌的黏膜新陈代谢旺盛，细胞的更新速度约3日1次，是人体新陈代谢最为活跃的组织之一。舌的表面覆盖着一层特殊的黏膜，黏膜上皮薄而透明。舌黏膜淡红湿润，舌上面的黏膜表面有许多小的突起，称舌乳头。按其形状可分为丝状乳头、菌状乳头、轮廓乳头等。丝状乳头数量最多，呈白色丝绒状，有触觉而无味觉，丝状乳头上皮的生产与脱落，与舌苔变化有关；菌状乳头数量较少，为红色钝圆形的小突起，散在于丝状乳头之间，内含有味蕾，其上皮角质层少而透明，与舌色变化密切相关；轮廓乳头最大，有7~11个，呈"人"字形排列在人字界沟处，含有味蕾。

CHAPTER 2

学会舌诊，做自己的家庭医生

舌不易受外界环境的影响，能真实地反映机体内的健康或疾病状况。本章主要讲述各种舌的变化及状态，包括舌的神、色、形、苔，以帮助我们了解自己的舌头，进而了解自己身体的状况。

看舌质

舌质又称为"舌体"，是舌的肌肉脉络组织，包括血管、神经等组织。望舌质主要观察舌神、舌色、舌形、舌态4个方面的改变，以辨脏腑的虚实、气血的盛衰。无论舌质如何改变，无非就是神、色、形、态4个方面的排列组合。

辨舌神

舌神是整个生命活动现象的主宰，主要是表现在舌质的荣枯和灵动方面。荣，就是润泽的意思，提示有生气、有光彩。凡是红润鲜明、运动灵敏、津液充足、生机勃勃的，就是有神的表现，提示疾病预后比较好，易痊愈；枯，就是枯晦的意思，提示无生气、无光彩。凡是晦暗无光、运动不灵、津液枯竭、死气沉沉的，都是无神的表现，提示疾病难以痊愈，属于恶候。

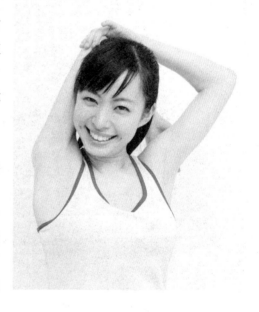

临床上，无论是何种舌苔，只要舌质是色红明润的，多属于病情浅的表现，其预后良好；若是舌质毫无血色、枯晦暗淡的，不管是有没有舌苔，多属于危重病候，其预后较差。

所以，舌神的有或无，充分反映了脏腑、气血、津液的盛衰，关系到病情的轻重、疾病的预后。另外，有无胃气也是判断舌有神与否的一个重要标志：有胃气者，舌柔而灵活；无胃气者，舌干硬而死板。

辨舌色

舌色是舌质的颜色，一般可分为淡红、淡白、红、绛、紫等。正常的舌色，多呈淡红的状态，是因为胞质内含有肌红蛋白，肌间结缔组织内含有大量的毛细血管，血运相当丰富，血色透过白色的透明舌黏膜，而呈现出淡红色状态。当疾病时，血液的浓度有所改变，舌的色泽发生改变，所以呈现出其他颜色。而若是疾病状态见淡红舌，多因疾病初起，病情较轻，或为内伤轻病，没有伤及气血与脏腑，或使疾病转归的现象。

淡白舌

● **舌色浅淡，较正常人淡，甚至全无血色。主虚证、寒证。**

1. 舌质淡白而瘦小，属气血亏虚。

2. 舌质淡白湿润而胖嫩，属阳虚寒证。

● 舌象展示 ●

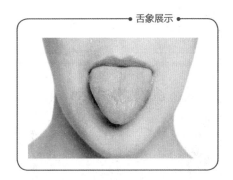

红舌

● 舌象展示 ●

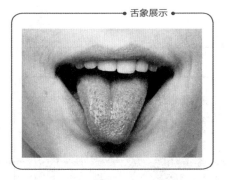

● **舌色较淡红，甚至呈鲜红色。主热证。**

1. 舌尖红有芒刺，属心火上炎。

2. 舌红苔黄燥，属内有实热。

3. 舌红少苔，属阴虚内热。

绛舌

⦿ **舌色较红舌更深的红色。主热入营血，耗伤津液。**

1. 舌绛而干，有芒刺或裂纹，属里热炽盛，热入营血。

2. 舌绛光滑无苔，属胃、肾阴液枯竭之危候。舌绛而光莹，属热入血分，胃肾阴虚。

● 舌象展示 ●

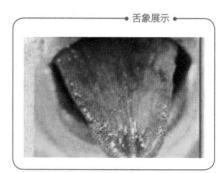

紫舌

● 舌象展示 ●

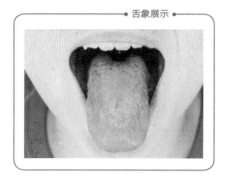

⦿ **全舌青紫或泛现青紫色。主寒证、热证、瘀血证。**

1. 舌淡紫或青紫湿润，属虚寒凝血瘀。

2. 舌绛紫而干，属热毒极盛。

3. 舌青紫而暗，有瘀斑，属内有瘀血。

青舌

⦿ **舌色如皮肤上暴露之青筋，缺少红色。主寒凝、瘀血。**

1.淡青舌薄白糙苔，属气虚血瘀。

2.尖红青紫舌偏绿苔，属热毒伤阴，血热瘀滞。

3.淡青舌白腻干苔，属阳虚湿滞血瘀。

● 舌象展示 ●

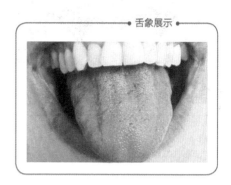

辨舌形

舌形，也就是舌的形态特征，异常的舌形包括娇嫩、苍老、胖大、瘦薄、裂纹、齿痕、点刺等。观察舌形的异常变化对于辨别脏腑气血的盛衰、疾病的寒热虚实，有非常重要的意义。

苍老舌

◉ **舌质纹理粗糙，坚敛苍老。主实证、热证。**

1. 淡白苍老舌，白糙苔，属血虚湿郁血滞。

2. 淡白舌，白积粉苔，属阳虚外感湿热。

3. 淡红舌尖白根黄苔，属表邪入里，湿浊化热。

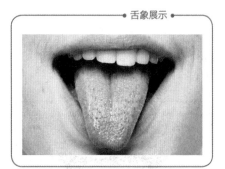
• 舌象展示 •

胖嫩舌

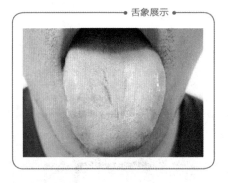
• 舌象展示 •

◉ **舌质纹理细腻，浮胖娇嫩。主虚证、寒证、湿证。**

1.淡红舌，薄白苔，属正常人或外感燥邪、内伤阴亏。

2.淡白舌，白润略厚苔，属脾虚湿盛。

3.淡红舌，透明苔，属脾虚不运，水湿内停。

肿胀舌

◉ **舌体肿大，盈口满嘴，甚者不能闭口。主热证、中毒。**

1. 红肿胀舌尖黄根白苔，属湿热熏蒸，血热上壅。

2. 舌肿胀色紫暗，属瘀血阻络。

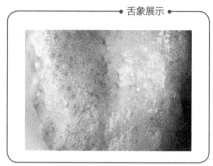
● 舌象展示 ●

瘦薄舌

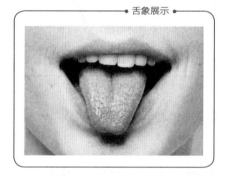
● 舌象展示 ●

◉ **舌体瘦小而薄。主气血亏虚。**

1. 瘦薄而色淡者，属气血两虚。

2. 瘦薄而色红绛干燥者，属阴虚火旺，津液耗伤。

裂纹舌

◉ 舌面上有深浅不一、各种形态明显的裂沟。主热证、虚证。

1. 红绛舌而有裂纹，属热盛伤津，或阴虚液涸。

2. 淡白舌而有裂纹，属血虚不润。

3. 若淡白胖嫩，边有齿痕而又有裂纹者，属脾虚湿侵。

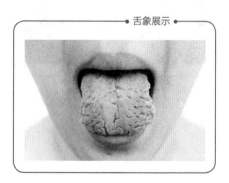
● 舌象展示 ●

齿痕舌

◉ **舌胖大，边有齿痕。主虚证、湿证。**

1. 淡白而湿润，则属寒湿壅盛。
2. 淡红而有齿痕，多是脾虚或气虚。

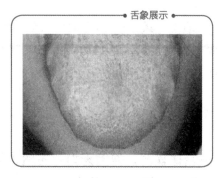
● 舌象展示 ●

点刺舌

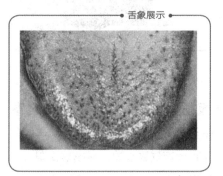
● 舌象展示 ●

◉ **点是指鼓起于舌面的红色、白色或黑色星点。刺是指芒刺，即舌面上的软刺及颗粒，不仅增大，并逐渐形成尖锋，高起如刺，摸之棘手。主热毒炽盛，热入血分。**

1. 红舌白点薄白苔，属肝旺血热。
2. 淡红红点紫斑舌，薄白腻苔，属血蕴湿热夹瘀。

光滑舌

◉ **舌面光而无津，光滑无苔，平如镜面，又称"光莹舌""镜面舌"。主胃阴枯竭、胃气大伤。**

1. 舌淡红光莹，属气阴两亏。
2. 舌暗红无苔少津，属营热伤津夹瘀。
3. 舌红绛光莹，属胃肾阴液枯竭。

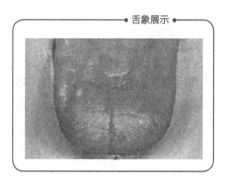
● 舌象展示 ●

辨舌态

　　舌态，就是舌体运动时的状态。舌体活动灵敏，伸缩自如，属正常舌态，提示气血充足，经脉通调，脏腑功能旺盛。常见的病理性舌态有舌体痿软、强硬、歪斜、颤动、吐弄、短缩等。

痿软舌

● **舌体软弱、伸缩无力。主气血两虚、热灼津伤、阴液亏虚。**

　1. 久病舌淡而痿，属气血俱虚。

　2. 新病舌干红而痿，属热灼津伤。

　3. 久病舌绛而痿，属阴亏已极。

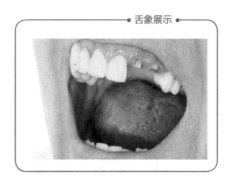
● 舌象展示

强硬舌

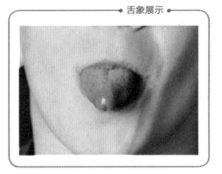
● 舌象展示

● **舌体板硬强直，运动不灵，语言謇涩。主热盛伤阴、风痰阻络。**

　1. 舌体强硬而红绛少津，属热盛伤阴。

　2. 舌胖强硬而苔厚腻，属风痰阻络。

歪斜舌

● **伸舌时身体歪向一侧，主中风、中风先兆。**

　1. 舌紫红势急者，属肝风发痉。

　2. 舌淡红势缓者，属中风偏枯。

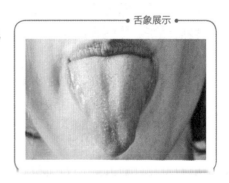
● 舌象展示

颤动舌

◉ **舌体颤抖，动摇不宁，不能自主。主虚损、动风。**

1. 久病舌颤，蠕蠕微动，属气血两虚或阳虚。

2. 外感热病见之，且习习煽动者，属热极生风，或见于酒毒病人。

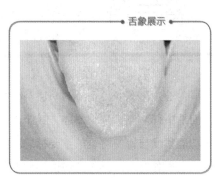
舌象展示

吐弄舌

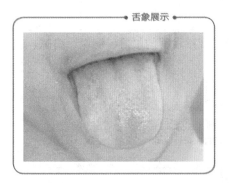
舌象展示

◉ **舌伸出口外为吐舌，上下左右，伸缩不停叫弄舌。主心脾热盛，常见于小儿智力发育不全。**

1. 舌色紫赤而吐弄，属热毒内攻心包的重症。

2. 舌吐弄而色淡白，属小儿智能发育不全。

短缩舌

◉ **舌体卷短、紧缩，不能伸长。短缩舌常与痿软舌并见。主病情危重。**

1. 色淡白或青紫而湿润，属气血俱虚。

2. 舌短缩而红绛干燥，属热盛伤津。

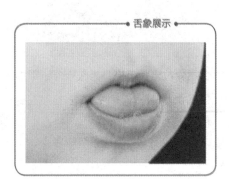
舌象展示

看舌苔

舌苔是散布在舌面上的一层苔状物。正常人的舌苔一般色白而均匀，干湿适中，舌面的中部与根部稍为厚胖，其余部位则较为薄削，是脾胃之气上熏凝集而成，是消化功能状况与胃气盛衰的重要标志。病理变化的舌苔，因胃气的强弱与病邪性质的不同，表现各有不同，无论病情如何变化，不外乎舌质与舌色这两方面的变化的排列组合，以了解疾病的性质、病位的深浅和邪正消长的情况。

辨苔质

苔质是指舌苔的质地、形态。望舌质主要是观察舌苔的厚薄、润燥、腐腻、剥落、真假等。

腐苔	剥落苔
● 舌象展示 ●	● 舌象展示 ●

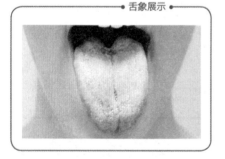

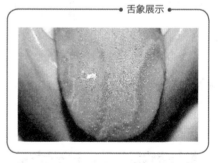

舌质颗粒粗壮疏松，根底松浮，形如豆腐渣堆铺舌面，刮之易去。主食积、痰热。

舌苔全部或者部分剥落，脱落处光滑无苔而可见舌质。主胃气匮乏，或胃阴枯竭。

①花剥苔：舌苔剥落不全，呈块状。

②地图舌：舌苔剥落形状不规则呈地图样，边缘突出，界限清晰。

润苔

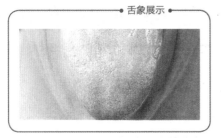

舌苔润泽有津，干湿适中，不滑不燥。为正常舌苔，主疾病初期。

滑苔

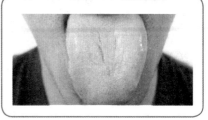

舌面水分过多，伸舌欲滴，扪之湿滑。主虚证、寒证。

燥苔

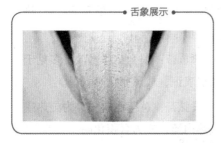

舌苔干燥，扪之无津，甚则舌苔干燥。主高热、吐泻伤津。

腻苔

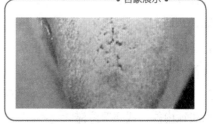

舌质颗粒细小致密，融合成片，揩之不去，刮之不脱。主痰湿证。

薄苔

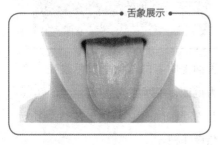

透过舌苔能隐隐见及舌体。多为正常舌象，主疾病初起，病情较轻。

厚苔

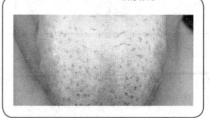

不能透过舌苔见到舌体。主病情由轻转重，或胃肠积滞。

辨苔色

苔色是指舌苔的不同颜色。望苔色主要是观察苔色的具体变化，主要有白、黄、灰、黑4种。

白苔

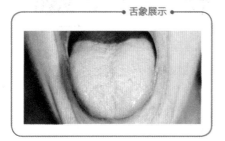

●舌象展示●

舌面上附着的苔垢呈白色。主表证、寒证。

1. 薄白苔：舌淡红苔薄白，为正常舌苔或外感表证。

2. 白厚苔：苔白厚而滑或腻，为湿浊痰饮内停，或寒湿停滞。

黄苔

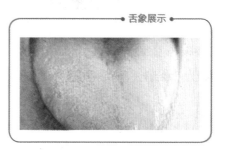

●舌象展示●

舌面上附着的苔垢呈黄色。主热证、里证。

1. 薄黄苔：表示热势轻浅，多见于风热表证，或风寒化热入里。

2. 黄腻苔：黄苔而质腻，为湿热或痰热内蕴，或为食积化腐。

灰苔

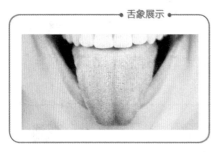

●舌象展示●

舌面上所附着的苔垢呈浅黑色改变者。主里证。

1. 苔灰而干，多属热炽伤津，可见于外感热病。

2. 苔灰而润，见于痰饮内停，或为寒湿内阻。

黑苔

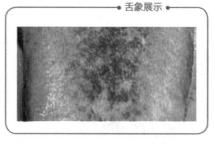

●舌象展示●

舌面上附着的苔垢呈黑色改变。多为重证，主寒盛或热极。

1. 苔黑而燥裂，甚则生芒刺，多为热极津枯。

2. 苔黑而滑润，多属寒盛阳衰。

看舌脉

舌脉，是将舌头翘起，舌底脉络隐约可见；舌系带两侧，当金津、玉液穴处，隐隐可见两条较粗的青紫色脉络。正常情况下，舌下的脉络隐现于舌底，脉色淡紫，脉形柔软，绝不粗胀，无弯曲紧束的状态，也无分支或瘀点。正常的舌下细小脉脉色淡红，呈网状分布，因其表面有黏膜遮盖，所以不是很清晰。正常舌脉，其管径不超过2.7毫米，长度不超过舌尖至舌下肉阜连线的3/5，隐现于舌黏膜之内，颜色淡紫，无怒张、紧束、弯曲、增生，排列有序。望舌脉，是观察其脉络与细脉的变化，了解机体疾病的盛衰，病邪的性质，病位的深浅，病势的进退的一种诊病方法。

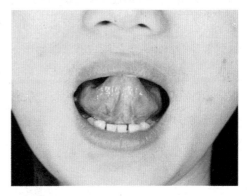

①舌下络脉短而细，周围小络脉不明显，舌色偏淡，为气血不足，脉络不充，可能为贫血或低血压。

②舌下络脉粗胀，呈青紫、紫红、绛紫、紫黑色，为血瘀的征象。

③舌脉苍白失荣，为心脾两虚。

④舌底脉络红紫夹杂，属于脾虚血瘀。

⑤舌头厚且硬，舌苔容易变成黄色，舌头下的静脉突出，呈现有点吓人的紫红色，常见燥热体质之人。

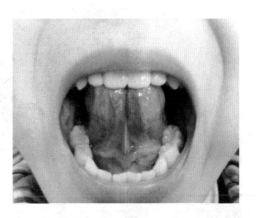

舌脉的神、色、形分析

综合舌脉的神、色、形作分析，若舌脉短而细，色淡红，周围的小脉络不明显，舌色和舌下黏膜色偏淡，则多见于气血不足，脉络不充。若舌脉粗胀，最粗端的管径与长度超过正常值，或见舌脉呈青紫、紫红、绛紫、紫黑等；或是舌脉曲张如紫色柱子般大小不等的结节等改变，都属于血瘀的症状。若舌脉颜色青紫，其形状粗大或怒张，说明气滞血瘀或痰瘀互结；若色淡紫，其形状粗大或怒张，说明寒邪凝滞或气虚血瘀；若色紫红，其形状怒张，说明热壅血滞等。

望舌脉看气、血、津、液的变化

望舌脉变化时气血津液盈亏瘀畅的敏感性指征。寒证则舌脉色青、紧束；热证则舌脉紫黑、粗张；虚证则舌脉浅淡而短，实证则舌脉色深而长。如肺心病，舌脉主络饱满，隆起变粗，呈柱状弯曲，支络呈弥漫性曲张，出现广泛性瘀点，可以体现出气虚瘀滞的病理实质。又如再生障碍性疾病，主络与支络呈凹陷状变短，色泽浅淡，体现出气血亏虚的病理性实质。

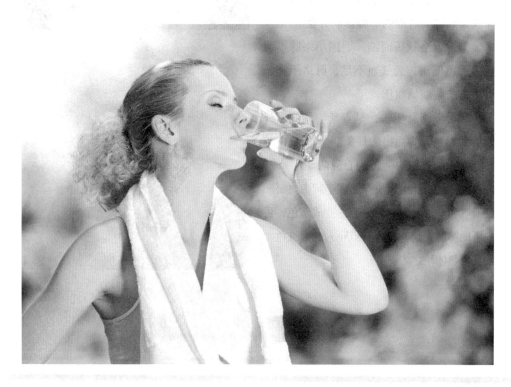

看舌纹

辨舌纹诊病的临床意义

舌纹是指舌上出现的裂纹，一般情况下出现在舌面，但也可局限于舌边、舌侧、舌中部、舌根、舌底。通过对舌纹的观察、分析，可辨明五脏的虚实，气血的盛衰。舌纹诊病是一种独具特色的诊病方法，有其丰富的科学内容，在临床上有非常重要的意义。

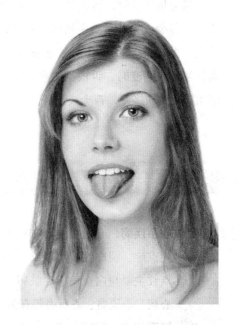

在临床上，通过对舌纹的分析，可辨别邪气的性质，风、寒、暑、湿、燥、火、痰、瘀各有反应。舌纹诊病可以迅速、准确地预知病机的信息，尤其是可以进一步探知病情安危。如伤寒病人，头痛、无汗、全身发热、小便赤、大便干等，观察舌纹，十分明显，粗大且深，当舌纹色泽由明到暗，说明邪气入里，相反则说明病情好转；久病的人，若是小病、轻病，舌纹色泽明润，若是大病、重病，舌纹色泽暗滞。舌纹色淡则病邪浅，舌纹色中则病邪深，舌纹红色多属热证，舌纹白色多属实寒证。舌纹淡红色，或是疾病初起、轻病或表证。

在急性病中舌纹明亮，在慢性病中舌纹多暗滞。风热并无湿邪，舌纹常见白润细小；热兼湿病的舌纹常多且粗大；火盛则舌干少纹；寒盛则舌湿纹较多。如果人体的动脉、经脉、血液循环受阻则舌纹青紫；门静脉高压舌纹见于黄紫色；病在气分舌纹发白；病在血分舌纹发赤。病在表而初得纹小，纹色明亮，病在里或久病之人舌纹多大且重浊。病人有瘀血或病毒常出现"丰"字纹，呼吸系统常出现"八"字纹，内分泌失调者常出现"水"字纹。

另外，舌纹也与季节有关，春天舌纹常见青色，夏天常见赤色，秋天常见白色，冬天常见黑色。

三焦当中，上焦包括手太阴肺经与手厥阴心包经的证候；中焦包括足阳明胃经与足太阴脾经的证候；下焦包括足少阴肾经与足厥阴肝经的证候。

当上焦病变时，舌尖见"丁"状纹路，舌质红，苔少或无苔；当中焦病变时，舌中见粗针纹、呈"丰"状纹路，纹粗而深，舌焦苔黄；当下焦病变时，舌根见"水"状纹路，纹细而深，舌质绛红，苔少或无苔。

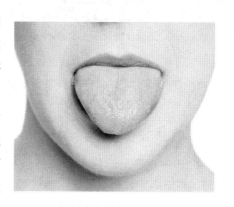

1. **心系疾病：**心病主要分布在舌尖，其纹有大、小、疏、密之分。主要舌纹有尖点纹、圆珠纹、川形纹、小状纹、齿痕纹、小针纹等多种不同的纹路。尖点纹主要与白血病、心脏病、瘀血等有关；其他几种纹路一般与风心病、冠心病、心绞痛、心肌炎等有关。

2. **肺系疾病：**肺系疾病大多单一地出现在舌中尖部，凡在肺部的舌纹，一般与温病、病毒性感染和呼吸系统疾病有关。

3. **脾系疾病：**脾胃病地舌纹常见于舌面正中，纹路大小适中。其与脾胃的阴阳、表里、寒热、虚实等变化有关，出现时间越长，病情越重。若是舌纹既大又长，上至舌根，下至舌尖，则多为肺、心、肝、肾同病。

4. **肝系疾病：**肝病的舌纹主要分布于舌两边或舌偏侧部位。在五脏的疾病当中，肝系疾病的舌纹分布最多、最复杂及最明显。若是肝病的病程较长，久治不愈，影响其他脏腑的病变，从而出现各种综合纹路或是较大的纹路。

5. **肾系疾病：**肾系疾病的舌纹主要分布在舌根，中医有云"肾为先天之本""脾胃为后天之本"。所以，当肾有病变时，很容易影响到其他脏腑的功能，从而出现多种并发症。

辨舌觉

舌觉，其一是指舌的味觉，包括舌的酸、甜、苦、辣等，是由分布在舌面的味蕾和味觉神经所控制的。其二是指舌的感觉，包括冷、热、痛、痒等，是由分布于舌背黏膜的舌神经和舌根黏膜的舌咽神经所控制的。察舌觉是通过对舌的味觉和感觉的询问，以辨别疾病的一种诊断方法。

辨味觉

舌头是我们感知味觉的器官，生活中我们的舌头会感到各种的味道，这就是中医上讲的舌觉，舌酸、舌甘、舌苦都是常见的舌觉异常，这也是身体健康的一个体现，下面就为大家介绍一下舌觉异常所预示的健康含义。

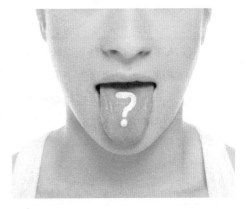

1. **舌辛诊病：** 自觉舌上有辣味，或麻辣或腥味感出现。辛辣味是咸味、热觉和痛觉的综合感觉，故自觉口辣的人舌温可能票高，而舌黏膜对咸味和痛觉都较为敏感。在临床上，舌辛较为少见，以心胆不宁，无形气火夹痰浊为主。现代医学认为舌辛可能见于高血压、神经症、更年期综合征以及长期患低热者。

2. **舌酸诊病：** 自觉舌上及口中时有酸味，但无酸水泛出。酸属肝胃，属于肝胆热邪侵脾，肝热上蒸所致。以脾虚肝旺者居多，脾运失常，食滞不化，或暴食伤脾，食积肠胃，肝脾不和，浊气上泛所致。现代医学认为舌酸多见于胃炎、胃和十二指肠溃疡。

3. **舌苦诊病：** 自觉舌上有苦味。该苦为胆味，与肝之疏泄有关，苦属火，火盛则口苦。所以，口苦与肝胆有热有关，多属于肝胆经内有郁热，胆气上溢或者肝移热于胆所致。在临床上，舌苦属急性炎症的表现，以肝、胆炎症为主，可见于恶性肿瘤患者。经常熬夜、抽烟的人，早上起床时也会感到口苦。

4. **舌甘诊病：** 自觉舌上有甘味，即使喝水后还感觉有甘味。舌甘甜多为湿浊上泛，与脾关系密切。舌甘常见于消化系统功能紊乱或糖尿病患者，前者是因为消化系统功能紊乱引起各种消化酶的分泌异常，尤其是唾液中的淀粉酶含量增加，将淀粉分解成葡萄，刺激舌上味蕾而感觉口舌甜；后者则是由于血糖增高，唾液内糖分亦增高，因而感觉口中发甜。

5. **舌咸诊病：** 自觉舌上有咸味，甚则有咸味痰涎排出，就好像口内含有盐一般，甚则有咸味痰涎排出。咸味入肾，一般说来舌咸多与肾虚或寒水上泛有关。现代医学认为，舌咸多见于慢性咽喉炎、慢性肾炎、神经症或口腔溃疡等。有时口中测pH值时，pH值偏于碱性。

6. **淡味诊病：** 口中自觉无味，即味觉减退，或味觉迟钝不敏锐，不能尝出食物的味道。多与脾胃失于健运有关或为脾胃气虚，亦可见于寒证。在临床治疗中，舌淡多见于炎症初起或消退期，以肠炎、痢疾等消化系统疾病为常见，内分泌疾病、营养不良、热量摄入不足等也可见。

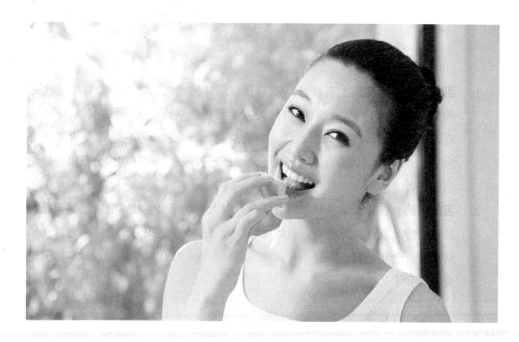

辨感觉

舌为人体重要器官，感觉舌头发干发涩，有时还发麻的原因很多，心、肺、肝、脾、肾等脏器的疾病都可能引起。

1. **舌痛觉诊病：** 舌上有火烧样疼痛感，还见有辛辣痛、麻木痛、苦涩痛等感觉。舌痛多与火邪内盛有关，常与光剥舌、碎裂舌、舌尖红赤等并见。若是舌尖灼痛者，属心火上炎；舌肿而灼痛者，属心脾有热；舌疮疡而灼痛者，属肾阴不足，虚火上炎。

2. **舌麻觉诊病：** 指舌头麻木而感觉减退，甚则刮、戳、搔其舌，麻感仍然不解。舌麻多由于血虚、肝风、痰阻等引起。血虚者舌体失养，麻木不仁；肝阳偏亢者，化风而上，筋脉挛急则舌麻震颤；痰盛则阻塞舌络，故麻木而强硬不灵活。除此之外，有些药物也可能引起舌头麻木，如乌头、半夏等。

3. **舌胀觉诊病：** 自觉舌体肿胀，是舌体的异常感觉，而未必见舌体增大。舌肿可兼见舌胀，而由于舌胖是舌肌呈迟缓状改变，所有舌胖一般不兼见于舌胀。舌胀常见于气滞，可因外感风寒、心经郁火、心脾热盛、脾虚寒湿等所致。

4. **舌涩觉诊病：** 指舌上有食生柿子的感觉，多与舌燥同时出现。主要为燥热伤津所致，脏腑阳热偏盛，气火上逆，或燥热伤津，致舌干涩。舌诊研究表明：晚期癌症患者舌微循环障碍，舌蕈状乳头萎缩，可使舌触觉异常。另外严重神经症或通宵不睡者，导致唾液腺分泌减少，也可感觉口舌枯燥而涩。

5. **舌温觉诊病：** 舌头对冷或热的刺激有很明显的感觉，如喝水过热，还是过冷，还是刚刚好，都很容易感觉出来。如果在没有冷热的刺激的时候，舌头却出现或冷或热的感觉，这就是舌温觉的异常现象。临床上多见于口热伴有舌痛或舌肿。现代医学认为：严重脱水时，舌可有寒凉的感觉。

看舌象需要注意什么？

舌诊光线明亮柔和

光线的强弱，对颜色的影响极大，在不同的照明条件下，对于同一种物体，会使人们对此件物体产生不一样的感觉，得不到正确的判断。所以，望舌应以充足而柔和的自然光线为好，面向光亮处，要使自然光线直接投射在舌面上。

若是在室外强烈的光线下观察，看黄苔时，颜色可能会变浅，在舌质方面，暗红色的舌质可能判断成浅红；若是在晚上或是暗处，光线较弱时，则白苔可能误认为是灰白苔，红舌误认为是紫舌，薄黄苔可能被误认为是黄白苔等。所以，晚上时就算是在白炽灯下检查过舌象，最好第二天白天再复查一次，避免有偏差。

坐姿轻松自然

望舌时，医者姿势一般可略高于患者，以便于俯视口舌部位。就诊者一般取正坐位，病情严重的患者，可取半坐位、仰卧位或侧卧位，将头部摆正，面朝自然光线投照方向，头略抬起，使口舌部明亮，以便于观察。

望舌时要求患者把舌伸出口外，充分暴露舌体。口要尽量张开，伸舌要自然放松，毫不用力，舌面应平展舒张，舌尖自然垂向下唇。

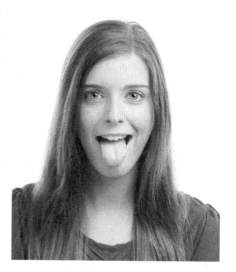

观舌脉时，尽量张口，将舌体向上颚方向翘起约成45°，舌尖可轻抵上颚，舌体保持自然松弛，使舌下脉络露出。

伸舌过分用力，舌体紧张卷曲，或伸舌时间过久，都会影响舌体血液循环从而引起舌色改变，或舌苔紧凑变样，或干湿度发生变化。

食物或药物对舌象的影响

　　饮食及药物可使舌象发生变化。如进食之后，由于食物的反复摩擦，使舌苔由厚变薄；饮水后，可使干燥舌苔变为湿润。过冷过热的饮食及刺激性食物可使舌色发生改变，如刚进辛热食物，舌色可由淡红变为鲜红，或由红色转为绛色。过食肥甘之品及服大量镇静剂，可使舌苔厚腻；长期服用某些抗生素，可产生黑腻苔或霉腐苔等。

　　某些食物或药物，可使舌苔染上某种颜色，称为"染苔"。从而掩盖原有的苔色，会出现假象，而不易分辨其苔色和燥湿。如使用牛奶、豆浆、椰汁等白色液体可使舌苔变白；绿色的瓜果蔬菜，如黄花、丝瓜、猕猴桃等会使舌苔变绿；若食用花生、豆类、核桃、杏仁等富含脂肪的食品，往往在短时间可使舌面附着黄白色渣滓，易与腐腻苔相混；如食用橄榄、乌梅等，可使舌苔染黑；服小檗碱、核黄素等药物，能使舌苔染黄等。经常咀嚼口香糖，饮用各种颜色的饮料，也易使舌苔染成各种不同的颜色。

　　因此，一般情况下，不宜在进食或漱口后就立即进行舌诊，一般染苔多在短时间内自然退去，或经揩舌除去，与病情亦不相符。在临床诊察时，发现舌苔突然变化，或苔色与病情不符，应详细询问其饮食及服药情况，确定其是否染苔，以免误诊。

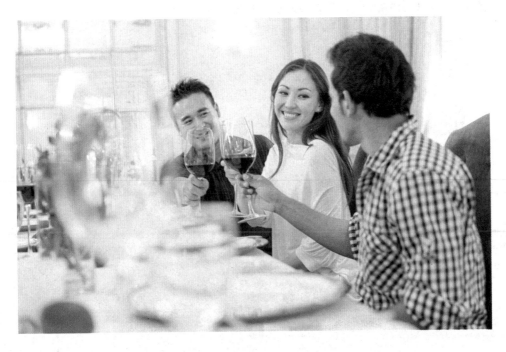

季节与时间，引起舌象的变化

中医学认为，人与自然相应，人的生理必然受到自然界的影响，即有"天人相应""天人合一"的说法，所以，四时寒暑交替，势必会影响人体脏腑气血的变化，反映脏腑气血变化的脉象、舌象也会有所不同。

夏季天气炎热，血液循环加快，外周血管扩张，而冬季则相反。夏季暑湿较盛，易使舌苔变厚，出现淡黄色的改变；秋季干燥少雨，燥邪较盛，舌苔多薄而干涩；冬季季候寒冷，舌象常呈现湿润的状态。

在一天不同的时间交替当中，舌象也有不同的变化。早晨刚起时，舌苔较厚，舌色暗滞略紫；活动后舌象恢复红润有神气；白天进食后，舌苔变薄；过度活动后，舌象绛红。

平时的生活习惯影响舌象

每个人的生活习惯与嗜好都不尽相同，如饮茶、喝酒、抽烟、嗜辣、嗜酸等，在这些习惯的背后，影响着自身的体质，对于舌象的变化也有很大的影响。如没有刷舌习惯的人，多有口臭，且易出现黄腻苔；有刮舌习惯的人，大多舌苔薄；喝茶无节制的人，舌多湿润；长期吸烟的人，舌苔多呈现灰黑色；偏爱吃辣的，舌质多呈红色；睡觉时喜欢张口呼吸者，会使舌苔增厚、干燥。

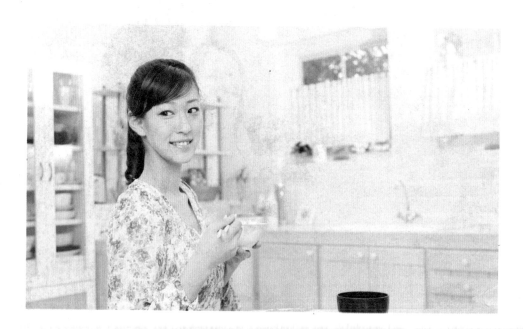

饮食便利以人参目制四气虚

CHAPTER 3

气虚体质 ——气短

气，是一种摸不到看不见的东西，在中医学上，它是个非常重要的概念。《庄子·知北游》曰："人之生也，气之聚也，聚则为生，散则为死。"说明气是促进生长发育，推动脏腑运行的重要能源之一。古人云："气血和，则百病不生。"说明了气的重要性。

气虚体质的人会有哪些表现

声音低弱，少气懒言

气虚会导致整个人的生理功能低下，表现出语声低怯、气息浅淡、疲倦、懒惰等现象。如有的人看电视、玩手机时都躺着看；在平常的时候，能坐着绝对不站着，能躺着不坐着的人比比皆是；也有人有事没事就喜欢窝在沙发上，躺在床上。这些人看似很慵懒，但其实都是气虚引起的。

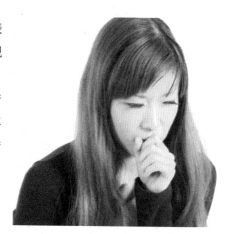

缺乏力量，容易疲劳

女性若有气虚，往往都会出现乳房下垂，臀部下垂，生育后腹部松软，没有弹力，也没有张力。在中医理论中，脾主肌肉、四肢，如果脾气虚弱的话，就会出现肌肉无力、松弛，四肢没有力量，整个人的形体比较松懈，不挺拔，整个人看起来就感觉缺乏力量，同时也没有张力。如果是胖人的话，其肌肉就特别松软。

容易生病，适应能力差

气虚体质的冬天很怕冷，很容易受寒；而夏天就特别怕热，容易伤暑中暑。这一类人最怕季节的转换，若是气温骤升骤降，就很容易感冒。节气的变化，如大寒、冬至、夏至、大暑、三伏天等，都是这类体质的人最为难过之时。气虚之人对于环境的适应能力很差，如果外出求学、出差旅游、因搬家换生活环境等，都可能因为水土不服而导致生病。这些都是因为气虚固表作用降低，也就是中医所说的卫气功能下降的表现。

脏器下垂

有些体质虚弱的人，在大便时，会有肛门下脱的症状，往往便完之后会慢慢回缩，但是如果时间长了，会出现肛门无法闭合的现象，甚至在走路之时，也会出现滑脱的情况。这是因为中气不足，不能摄纳生提，导致气虚下陷，而出现肛门脱出。

容易出汗

正常人在清醒之时，在不劳动的时候，天气也不是很热的情况下，衣服穿得也不多，一般不会出现出汗的情况。而常常出现稍微动一动就出汗的人，一般都是身体比较虚弱、久病或咳喘渐重的人。这都是因为气虚而引起，气虚固摄的功能降低，腠理不固，而导致汗液外泄所致。有些女性常常感觉下腹部、阴道有下坠的感觉，特别是在劳累过后感觉更为明显，这都是因为气虚升举无力而出现脏器下陷的常见症状。

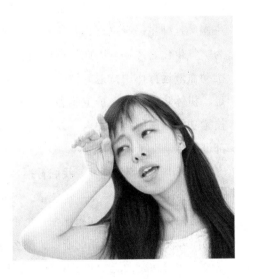

经常头晕

气虚的人除了懒言、易疲劳、易生病及便溏等症状之外，还常常表现出头晕、血压偏低等症状，这些都是因为气虚而清阳不能上升。这一类的低血压，一般舒张压在40~60mmHg（1mmHg≈0.1333kPa）之间，而收缩压不会超过100mmHg。另外，因为脾胃之气不足，气血生化不足，常见面色发黄，缺乏血色，而舌质颜色也比较淡。

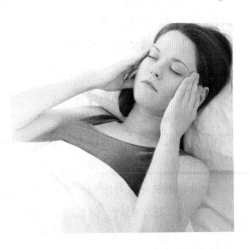

为什么会出现气虚体质

气虚体质多因：先天禀赋不足，长期饮食失调、情志失调、久病、劳累；年老体弱引起心、肺、脾、肾功能损伤。因心主血脉，肺主一身之气，肾藏元气，脾胃为"气生化之源"，因此气虚体质易导致推动血液运行作用减退，体内气的化生不足，机体防御外邪、护卫肌表、维护内脏位置功能减退的病证发生。以下几个方面都可能会导致气虚。

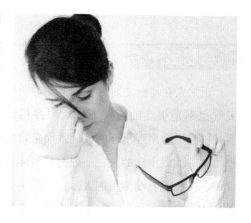

中医讲"劳则气耗"。我们看很多人的感冒都出现在比较疲劳的时间段里。为什么操劳会耗气？因为气是一种能量，无时无刻不在发挥它的生理功能。工作、学习，都靠这种功能的发挥。如果你在一个正常的范围内利用这些能量，再有规律地用足够的物质去补充，转化为新的能量，那么你的气就损耗得慢。但是如果你消耗太过了，又没有及时补充，能量的支出与供给处于一个不平衡的状态，这个气肯定是损耗得快，以致越来越少，还可以把这种能量比喻成我们生命的本钱，年轻的时候透支了，上了年纪就得过穷日子。

可能这时候有人想，既然劳则伤气，那我们每天躺着好了。可是有时候，躺在床上时间长了更觉得累，这是为什么呢？

《黄帝内经》说"久卧伤气"。气的特点是运动，但是你总是躺着不动，气就不能正常地舒展运动，这样就会造成气运行过程的减慢，气机就会受损，最先累及的就是脾。因为脾位于身体的中部，是气机的转输站，关系着气的上升下降。"脾主四肢"，四肢不运动，自然会更影响脾的运化。所以长期卧床的人食欲差，运化不好，吸收水谷精微的功能就降低，后天之气的生成也就少了，自然就伤到气了。

简单说就是人要活动，才会产生热量。或者是说人体的气和自然的大气要不断交流、吸纳。这个能量，你长期不运动就停滞，它就没有这种生发状态了。

气虚体质的人舌象的变化

TOP 01 舌淡胖，或有瘀点、瘀斑 ——气虚血瘀

此类舌象舌质暗淡，舌体胖大，舌苔薄，舌前半部分有瘀点或瘀斑。这种舌象多是由于身体气血虚弱，推动血液运行无力，日久致瘀所引起的。这类人往往会出现乏力、易疲劳、怕冷、不想吃饭等症状，而且很多人都会出现身体某处地方的疼痛不适之感。治疗一般以七分补气、三分化瘀为主。

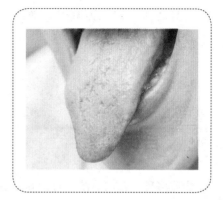

 自我调理

1. 这类人的调理在饮食方面主要是以补气血为要，但是不能盲目进补，否则不但不能缓解，反而给脾胃造成损伤。

2. 补气应以补脾为主，如小米、山药、薏苡仁等五谷杂粮是最佳选择。肉类可以适当地吃一些羊肉以暖脾胃，蔬菜、水果都要适量。

3. 不能吃生食或直接从冰箱里拿出来的食物。尽量少吃油腻的食物，忌烟酒，还有过酸、过甜的食物少吃。

4. 要保持合理的睡眠，控制在8～12个小时之间。

5. 适当的运动可以有助于气血的运行，如散步、打羽毛球等，保持心情舒畅。

6. 可在气海、关元、肾俞、血海、三阴交等穴位做艾灸治疗。

TOP 02

舌暗淡，苔薄腻 ——正气亏虚

此类舌象舌色暗红，舌面有一层薄薄的腻舌苔。舌色暗淡时正气亏虚，心血不足而致，薄腻苔是脾虚运化失常，导致水液停聚而形成。这种舌象多由于正气不足，中焦运化不利所呈现出的舌象，属于气虚体质。伴有全身乏力、记忆力减退、面色晦暗、口干、大便异常等症状。

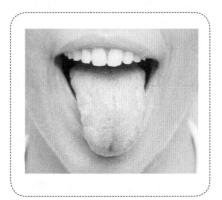

自我调理

1. 少吃多餐，食用清淡、有营养、易消化的食物，真正做到细嚼慢咽。可以多食用桃、红枣、葡萄、红薯等食物。

2. 可以选择含铁较多的食品，如动物肝脏、肾脏、心脏、蛋黄等；蔬菜有菠菜、番茄、芹菜等；水果类有菠萝、桃子、橙子、李子等。采用煮、炖、蒸等方法，少用煎、炸等偏油腻的方式。

3. 不宜食用生冷苦寒、辛辣燥热等明显耗气的食物。

4. 这类人最好就是"静养"，保持生活起居的规律，按时睡眠，不熬夜，当恢复到一定程度时，再逐步通过运动、饮食和各种非药物疗法进一步调理。

5. 保持情绪的平和稳定，不大喜大悲。

6. 取穴可选用足三里、中脘、关元、腰阳关等，适当按摩或艾灸。

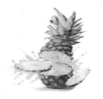
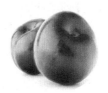
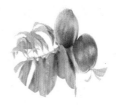

TOP 03 舌胖嫩，如镜面 —— 气阴两虚

此类舌象舌色偏红，舌质较嫩，舌体胖大，舌面上没有舌苔。从舌象上看，此属虚热证，舌苔全无说明阴液大伤，且从舌体胖大可知病位在脾。此舌象是属于脾气阴两虚的病症。伴有食欲缺乏、面色苍白、疲乏无力、口干舌燥、大便秘结等。

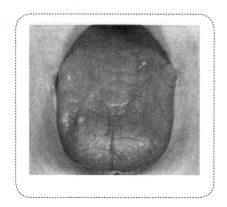

自我调理

1. 此类型患者应食用富含蛋白质的食物，含铁元素的食物也要多食用，如鱼肉、禽肉、畜肉、动物血等。

2. 忌食辛辣刺激的食物，如辣椒、花椒等，忌食萝卜、大豆、油菜、花椰菜、核桃、芥菜等。

3. 应当保证充足的睡眠，规律作息，心态要放正，学会舒缓自己的情绪，家人也要帮助患者缓解情绪问题。

4. 要适当地锻炼身体，但是不能做太过剧烈的运动，以能承受为度，不能因为一时的疲乏就不动。

5. 取穴可选用脾俞、肾俞、足三里、三阴交、太溪等。

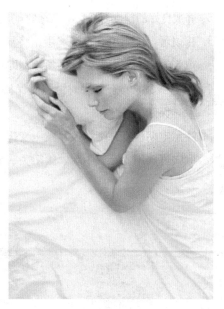

TOP 04 舌暗淡 ——气血两亏

舌质暗淡，舌体适中，舌尖少苔，有轻微瘀点，舌苔薄白，这些都是属于暗淡舌的范畴。在临床上这种舌象的病情较为复杂，多是由于长期的气血两亏所导致的。这类人一般都有面色无华、眩晕、神疲乏力、自汗、心烦、精神状态很差等一系列症状。

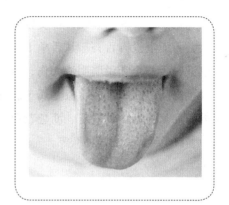

 ## 自我调理

1. 调理气血两虚体质，重点以补益气血为主。补益气血的食物有花生、莲藕、黑木耳、鸡肉、猪肉、羊肉、海参、桑葚、葡萄、红枣、桂圆等。

2. 养成良好的饮食习惯，不吃霉变、熏烤或腌制的食品，适当的控制糖、盐的摄入量。

3. 建议可食用枸杞红枣煲鸡蛋，将枸杞20克、红枣8枚、两个鸡蛋一同放入锅中煮，鸡蛋熟后，捞出去壳，再煮片刻即可食用。

4. 保持乐观的心态，平时情绪需保持稳定状态，戒烟，可做一些气功疗法，如太极拳、保健功等。

5. 注意定期检查，密切关注血压变化，要慎用激素类药物。

6. 取穴可选用关元、中脘、腰阳关、足三里、三阴交等。

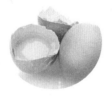 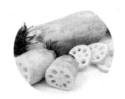 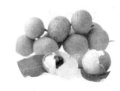

TOP 05 舌淡胖，质嫩苔白——气虚便秘

这类舌象舌色淡，舌体胖大，舌质嫩，舌面有一层薄白苔。多由于气虚，不能推动体内物质的运行，出现便秘。而肺脾气虚，中气不足，就会显示出此舌象。这类人一般功能活动减低，抗病的能力下降，表现出面白、口唇色淡、精神不振、肢体倦怠、排便困难、便后汗出、气短等现象。

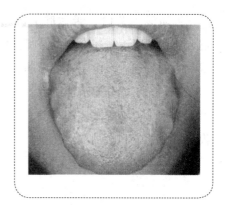

 ## 自我调理

1. 平时在饮食上可多吃些粗粮、杂粮、蔬菜、水果，每天摄取充足水分，一日进水量为2000毫升，早晨起床，空腹饮用一杯淡盐水。

2. 在日常生活中，要多食用一些含有大量纤维素的食物，常见的有新鲜的蔬菜、麦麸等，这样能够有效地扩充粪便，并且还具有增加肠胃蠕动的作用，对于便秘具有很好的治疗效果。

3. 可以多吃一些润肠通便的食物，如蜂蜜、酸奶等。

4. 热性、刺激性的食物建议少吃，浓茶、咖啡、饮料少喝，忌烟酒。

5. 高血压、心脏病的患者要预防便秘的发生，防止发生心脑血管意外。

6. 进行适当的体育锻炼，增强胃动力，睡前可进行腹部按摩。可选用的穴位有中脘、大肠俞、气海、关元、足三里等。

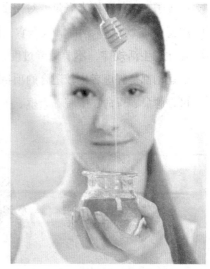

舌淡胖，边有齿痕，苔白 ——脾虚泄泻

　　舌质淡，苔白，舌体胖大，边上有齿痕，有些情况下，还会有两条唾液腺，都是湿气重的表现。多由于脾胃虚弱，水谷运化出现障碍，不能分辨清浊所致。这类人一般每天都会觉得不舒服、浑身没力气、嗜睡、很容易出汗、汗出黏腻、大便溏。

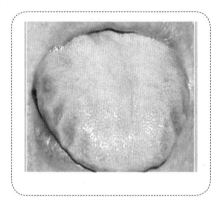

 自我调理

1. 健脾养胃的食物有山药、莲子、红薯、粳米、香菇、薏苡仁、蜂蜜、红枣、栗子等。

2. 可以配合一些中药，如茯苓、黄芪、甘草等做药膳，效果很好。

3. 少吃寒性的食物，如西瓜、梨、金橘、柚子、冷饮、雪糕等。

4. 用莲子、山药、粳米煮粥，对于食欲缺乏者疗效很好。

5. 注意节制饮食，不能暴饮暴食；也不要吃太油腻或不易消化的食物。

6. 要注意生活规律，不要劳倦过度，还要适当运动，慢跑、游泳、散步等中等强度的运动都是脾虚者比较适合的项目。

7. 可在脾俞、胃俞、中脘、天枢、关元、足三里等穴位进行艾灸。

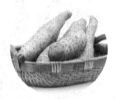 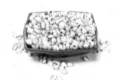 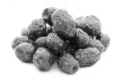

TOP 07 **舌淡红，苔薄白**——月经先期

舌质淡红，苔薄白，一般舌体比较瘦薄，此多为某些原因引起脾气虚弱，不能统摄血液，冲任不固，经血失去固摄，导致月经提前到来，经血颜色较淡。伴有神疲、肢体倦态、气短懒言、吃得少、大便溏等现象。

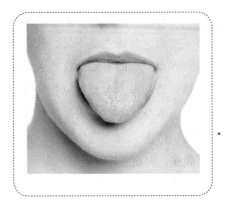

 ## 自我调理

1. 以补气血为主，可食用牛肉、鸡肉、猪肉、糯米、红枣、鲫鱼、黄鳝、蘑菇、龙眼肉、赤豆等食物。

2. 气血亏虚之人要忌烟酒，少吃柚子、柑橘、金橘、橙子、薤白、砂仁、菊花等。

3. 女性月经期间注意不要干体力活，要注意饮食调理。经前和经期忌食生冷寒凉之品，以免寒凝血瘀而使痛经加重。

4. 经期应注意保暖，防止寒邪侵袭；注意休息，减少疲劳，加强营养，增强体质；平时要防止房劳过度，经期绝对禁止性生活。

5. 要保持心境舒畅，此时配合药物治疗才能达到良好的功效。

6. 艾灸治疗可采用气海、脾俞、地机、足三里等穴位。

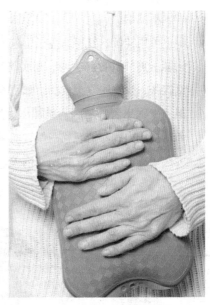

TOP 08 淡白舌——失眠

此类舌质淡白，苔薄，质嫩。一般见于脾气虚弱，气血生成不足，致心血不足，心失所养而出现的失眠。这类舌象常见于工作劳累，精神压力大、贪凉、经常熬夜或者脾胃功能本身就不好的人群。伴有睡眠多梦、易醒、倦态无力、气短头晕、面色无华、经常腹胀、大便溏等。

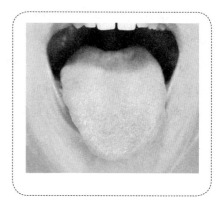

 自我调理

1. 失眠者平时应注意自己的饮食，晚餐不要太晚吃而且尽量少吃。清淡饮食为主，含水分过多的食物少吃，睡前喝一杯牛奶有助于睡眠。睡前不饮浓茶、不喝咖啡、不抽烟。

2. 早上可用桂圆、红枣、莲子、糯米煮粥，养心安神。

3. 油腻、煎炸的食品少吃，避免辛辣食物刺激胃，容易影响睡眠。有些人晚上会感觉腹胀，少吃胀气类食物，如豆类、洋葱、土豆、红薯、玉米、香蕉、面包等。

4. 很多失眠患者都是因为精神压力过大引起的，要学会倾诉和宣泄，及时疏导心理和精神压力，心情轻松舒畅，对睡眠有益处。

5. 可选用心俞、脾俞、神门、内关、三阴交等穴位进行艾灸。

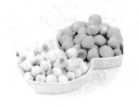 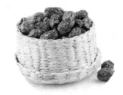 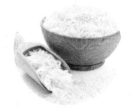

舌淡胖，苔白——咳嗽

TOP 09

此类舌象舌质较淡，舌体胖大，舌边可能有牙齿挤压出的齿痕，舌面有一层白苔。此类舌象多由于体质虚弱，肺气虚弱，久治不愈，伤及肾，为肺肾虚弱所出现的舌象。临床上伴有气短、声音低微、面色苍白、易感冒等症状。

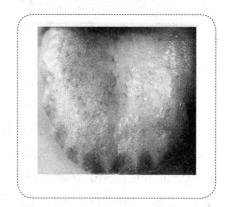

自我调理

1. 可食用百合、花生、山药、黑木耳等食物。若是有水肿，应进低盐或无盐饮食。

2. 咳嗽时不宜吃寒凉食物、冷饮或冷冻饮料。少吃寒凉性水果蔬菜，少吃甜品、辛辣、油腻的食物。禁烟酒。忌食肥甘厚腻、煎炸的食物，鱼腥虾蟹类食物少吃。

3. 注意保暖，秋冬季节、气候变化之际，尤需避免感受外邪。经常开窗，流通新鲜空气。

4. 要调节好情绪，加强锻炼，多进行户外活动，提高机体抗病能力。

5. 此类患者咳嗽周期较长，要坚持治疗。

6. 按摩取穴可选用肺俞、肾俞、膏肓、太渊、足三里等。

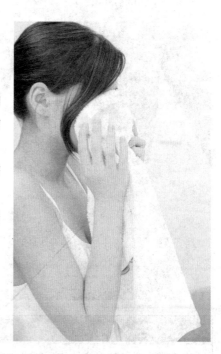

气虚体质常用穴位养生

气海——人体补气第一穴

气海，任脉水气在此吸热后气化胀散从而化为充盛之气，因此，本穴如同气之海洋，所以得名气海。前人有"气海一穴暖全身"的说法，是说气海穴具有温阳益气、化湿理气的作用。气海穴在肚脐直下大约一寸半，中医认为此处是人体的中央，是人体生气之源，人体的真气由此而生，气海穴为人体强壮的要穴，具有大补元气、益气生提的功效。我们常说的下丹田，实际上就是指以气海穴为中心的一定区域。

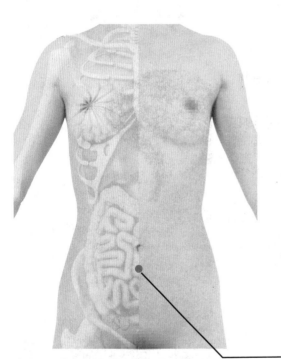

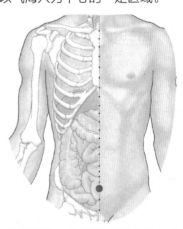

简便取法： 仰卧位或正坐位，从肚脐起延下腹部前正中线直下量2横指（食指、中指并拢）处。

标准定位： 位于下腹部，前正中线上，脐中下1.5寸。（1寸≈3.33厘米）

保健方法
先以右掌心紧贴气海穴，按顺时针方向分小圈、中圈、大圈，按摩100~200次。再以左掌心，按逆时针方向，如前法按摩100~200次，动作要轻柔缓慢，按摩至有热感，就能感觉到体内气血顺畅，身体轻松。

TOP 02 百会——气虚头晕百会疗

　　头为"诸阳之会""百脉之宗"，因而百会穴是各经脉气会聚之处。其穴性属阳，又于阳中寓阴，故能通达阴阳脉络，连贯周身经穴，对于调节机体的阴阳平衡起着重要的作用。

　　百会是督脉上的穴位，督脉为阳经之海，总督一身之阳，此穴位于巅顶，有居上治下的效果，具有升阳举陷、益气固脱的功能，是治疗因气虚引起气虚下陷的特效穴。

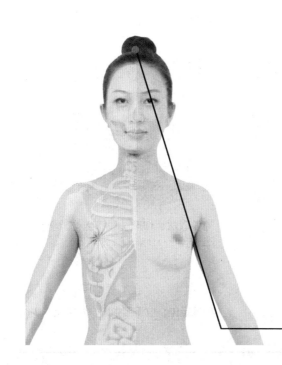

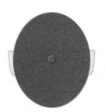

简便取法：在头部，两耳尖连线的中点与眉间的中心线交会的凹陷处。

标准定位：位于头顶，前发际正中直上5寸，或两耳尖连线的中点处。

保健方法

以拇指指腹按摩，力度要适中，按摩时注意呼气、沉肩、肩发力于臂而贯于指。按顺时针方向和逆时针方向各按摩50圈，每日2～3次，按摩20天左右就能见效。

神阙——补气温阳的命脉

神阙是任脉的穴位，位于脐中，又名气舍，与冲、督、脾、胃等经脉相关，有"脐通百脉"之说，故能直通内脏，主要有调上、中、下三焦之气的作用，《难经》中说："脐下肾间动气者，人之生命也，十二经之根本也。"

神阙属任脉，为诸阴之海，受纳手三阴、足三阴之脉气，有温补元气、健运脾胃、复苏固脱的疗效。经常对神阙穴进行锻炼，可使人体真气充盈、精神饱满、体力充沛、腰肌强壮、面色红润、耳聪目明、轻身延年。

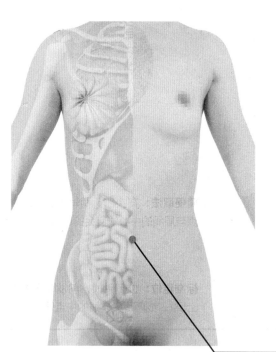

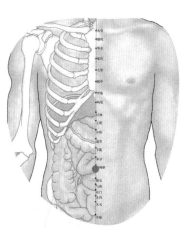

简便取法： 仰卧位或正坐位，当肚脐中央。

标准定位： 位于腹中部，脐中央。

保健方法
1. 揉中法：每晚睡前空腹，将双手搓热，双手左下右上叠放于肚脐，顺时针揉转（女子相反），每次180下。 2. 聚气法：端坐，放松，微闭眼，用右手对着神阙穴转，意念将气向脐中聚集，以感觉温热为度。

足三里——常按胜吃老母鸡

中医认为，胃经为人体气血最充盈的经络，而足三里穴是胃经上的要穴之一，按摩此穴可以调理脾胃、通经活络，还可扶正祛邪、补中益气。经常刺激该穴，便可激发气血的生化和运行。

《灵枢》云："邪在脾胃，则病肌肉痛，阳气有余，阴气不足，则热中善饥；阳气不足，阴气有余，则寒中肠鸣腹痛；阴阳俱有余，若俱不足，则有寒有热。皆调于足三里。"说明足三里是胃腑疾病和人体强壮要穴，每天坚持刺激此穴，既可防病健身，又可让人精神焕发，精力充沛。

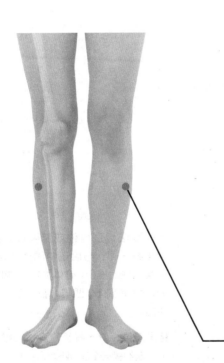

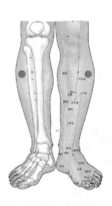

简便取法： 坐位屈膝，取犊鼻穴，自犊鼻向下量4横指（3寸），按压有酸痛感处即是足三里穴。

标准定位： 位于在小腿前外侧，当犊鼻下3寸，距胫骨前缘一横指处。

保健方法

用拇指指面着力于足三里穴位之上，垂直用力，向下按压，按而揉之。其余四指握拳或张开，起支撑作用，以协同用力。让刺激充分达到肌肉组织的深层，产生酸、麻、胀、痛和走窜等感觉。持续数秒后，渐渐放松，如此反复操作数次即可。

脾俞——气机的枢纽

脾俞是膀胱经上的穴位，为脾的背俞穴，对脾胃的调节有重要的作用。"脾胃为气血生化之源"，脾一旦受损，气血就会虚弱，会导致体内出现出血、四肢肌肉失养、疲倦、水肿等一系列的病症，所以说脾俞是人体最重要的补气穴位之一。此穴就像运输道路上的大枢纽，如果这个枢纽出了问题，造成不通畅，那么会导致整条道路瘫痪，发生气血瘀滞。

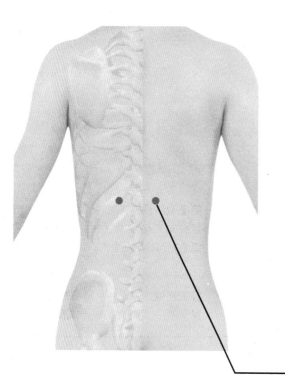

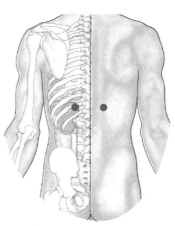

简便取法：正坐位或俯卧位，肚脐绕腰腹一周，与后正中线交点为第2腰椎，往上推3个椎体为第11胸椎棘突，棘突下有个凹陷，在凹陷旁开两横指。

标准定位：位于背部，第11胸椎棘突下，左右旁开1.5寸处。

保健方法

利用指尖，强力按压背部脾俞穴3次，每次3~5秒，然后将手按放在脾胃部位，先自右向左平推30次，再自左向右平推30次。按摩时，手掌要紧贴皮肤，向下的压力不要过大。

气虚体质易发病症膳食调理方

人参乌鸡汤 ——大病体虚补元气

人参性平，味甘、微苦，性微温，能大补元气、复脉固脱、补脾益肺、生津止渴、安神益智。

鸡肉味甘，性微温、归脾、胃、肝经、能温中补脾、益气养血、补肾益精、除心腹恶气。

人参鸡汤是滋补中的佳品、具有补脾益肺、生津止渴、安神定志、补气生血等功效。

原料 | 鲜人参2支，乌鸡半只，猪展200克，枸杞3克，姜3克，葱3克，红枣10克，盐5克，鸡粉5克。

制作

①先将乌鸡剖开洗净，猪展斩件，鲜人参洗净。

②用锅烧水至沸腾后，放入乌鸡、猪展煮去表面血渍后，倒出用水冲净。

③将猪展、乌鸡、鲜人参、枸杞、姜、红枣放入炖盅内，加清水炖2小时，放入盐、鸡粉、葱即可食用。

养生小贴士

1．选择枸杞应该以粒大、肉厚、色红、质地柔软、味甜者为佳，买回后应置于阴凉干燥处，以防潮防蛀。

2.用人参煲汤应注意人群选用，并不是每个人都适宜用人参鸡汤来滋补的。

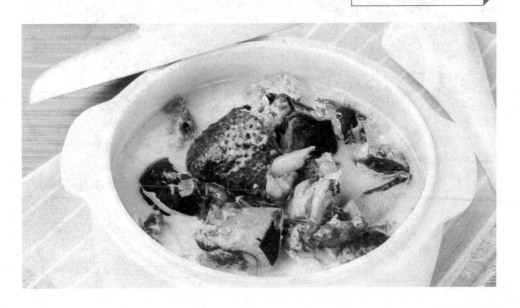

灵芝大枣茶——养心安神又养血

灵芝性平、味温，归心、肝、脾经，能补气安神、止咳平喘、延年益寿。

大枣性温、味甘，归脾、胃经，能补中益气、养血安神、缓和药性。

灵芝和大枣的组合具有补肾益气的功效，长时间服用能够有效预防腰膝酸软等症状，能改善虚弱体质，提高免疫力，安神养心，更有助美容。

原料 │ 灵芝5片，大枣3颗，蜂蜜适量。

制作

将灵芝与大枣切碎，加入1升的水，放在小锅中用大火煮开，中火熬15分钟，待温时调入蜂蜜即可。

养生小贴士

1. 此方不仅可以煮水，还可以熬粥，再放进莲子等，对身体大补。

2. 不能用白砂糖，因为白砂糖会中和灵芝的药性。

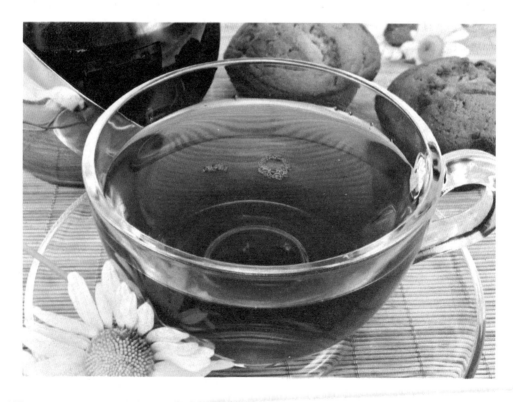

冬虫夏草粥——补心、肺、脾、肾四脏

冬虫夏草性平、味甘，归肺、肾经，含有蛋白质、脂肪、虫草素、B族维生素等各种有益人体成分，有较高的补养作用。冬虫夏草是中国古老的补益药材，可提升体内天然产生的抗氧化剂含量，可用来消除疲劳，增进活力。

原料 | 粳米50克，冬虫夏草5克，白及粉10克，冰糖适量。

制作

①先将洗净的粳米、冰糖放入开水锅中熬煮成粥。

②再将冬虫夏草和白及粉均匀撒入粥中，稍煮片刻，闷5分钟即可。

养生小贴士

1. 食物相克：白及反乌头，不要与乌头同用。

2. 将冬虫夏草制成酒治疗病后体弱、神疲乏力、饮食减少等症，均有较好疗效。

3. 感冒发热的人不能食用。

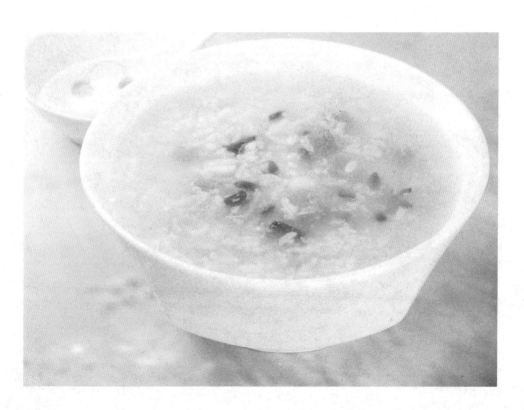

党参小米粥——补益虚损健脾胃

党参性平，味甘，归脾、肺经，能补中益气、和胃生津、祛痰止咳。

小米性凉，味甘、咸，归脾、肾、胃经，能健脾和胃、补益虚损、和中益肾、除热。

党参小米粥具有益气升提的作用，适用于子宫下垂、气短乏力。

原料 | 党参30克，升麻10克，小米50克。

制作

①把党参洗干净，切小段，用水浸泡10～20分钟。

②锅里放水烧开后，把党参段放进去煮开，再煮一小会，再把洗净的小米放进去煮。等锅里再次煮开，转中小火，等到小米开花即可。

养生小贴士

1. 党参小米粥适合空腹的时候食用。

2. 党参与黄芪、白术配合可使慢性肾炎病人的尿蛋白减少。

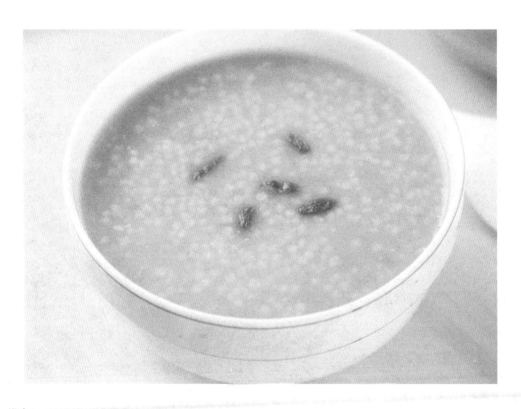

高粱山药粥——五谷杂粮来补气

高粱性凉，味甘，能补气、养脾清胃。

山药性平，味甘，能补脾，还有耐缺氧、抗氧化、抗衰老等作用。

高粱山药粥可以补中气，具有补脾益胃的作用，提高消化功能与免疫功能。

原料 | 高粱米50克，山药30克。

制作

①将高粱米冲洗干净，用水浸泡半小时；山药去皮切小块。

②将高粱米倒入锅中，加水煮半小时后加入山药，再煮10分钟，待熟即可。

养生小贴士

1. 因为五谷杂粮较为粗糙，消化能力弱、有胃肠疾病的人不适合吃。

2. 糖尿病患者可食用五谷杂粮，有降血糖的效果。但是合并肾病的病变，就不能再食用五谷杂粮。

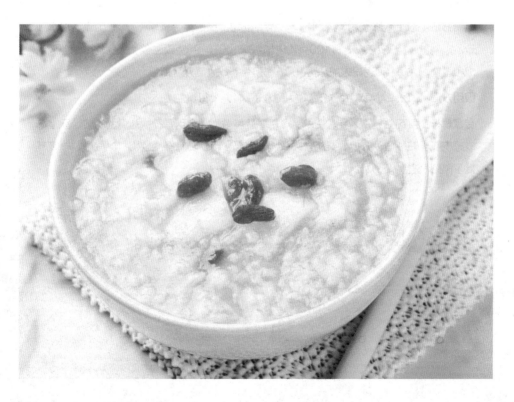

气虚体质易发病症调理中成药

脾气虚，胃口差，消化差——补中益气丸

补中益气丸用于治疗脾胃气虚之证，具有补中益气、升阳举陷的功效。临床常用于治疗营养不良、贫血、慢性胃炎、心律失常、低血压、月经不调、支气管炎、重症肌无力、失眠等。

补中益气丸

药物组成：炙黄芪200克，炙甘草100克，党参、炒白术、当归、升麻、柴胡、陈皮各60克。

煎制方法：以上八味，粉碎成细粉，过筛，混匀。另取生姜20克、大枣40克，加水煎煮2次，滤过，滤液浓缩。每100克粉末加炼蜜100～120克及生姜和大枣的浓缩煎液制成小蜜丸；或每100克粉末加炼蜜100～120克制成大蜜丸，即得。

服用方法：口服。小蜜丸每次9克，大蜜丸每次1丸，每日2～3次。

专家解析：黄芪益气，人参、白术、炙甘草健脾益气，合用有补中益气的功效。配上陈皮理气，当归补血，升麻、柴胡升阳举陷，诸药合用，具有补气健脾以治气虚，以及升提下陷阳气之功。

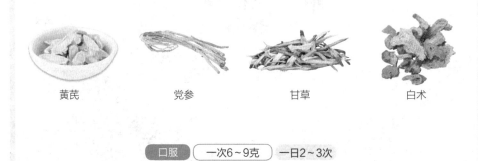

| 黄芪 | 党参 | 甘草 | 白术 |

口服　一次6～9克　一日2～3次

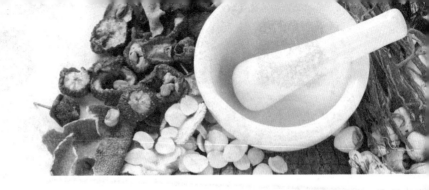

肾气虚，房事总是不如意——肾气丸

肾气丸用于治疗肾阳不足证，具有补肾助阳的功效。临床常用于治疗慢性肾炎、糖尿病、醛固酮增多症、甲状腺功能减退、肾上腺皮质功能减退、慢性支气管炎、更年期综合征、慢性前列腺肥大等。

肾气丸

药物组成： 干地黄240克，山药、吴茱萸各120克，泽泻、茯苓、牡丹皮各90克，桂枝、附子（炮）各30克。

煎制方法： 以上药材粉碎成细粉，过筛，混匀。每100克粉末加炼蜜120～130克制成大蜜丸或9克小丸，即得，密封贮藏。

服用方法： 每服10丸，酒送下，每日2～3次。

专家解析： 地黄、山茱萸补益肾阴而摄精气；山药、茯苓健脾渗湿，泽泻泄肾中水邪；牡丹皮清肝胆相火；桂枝、附子温补命门真火。诸药合用，共成温补肾气之效。

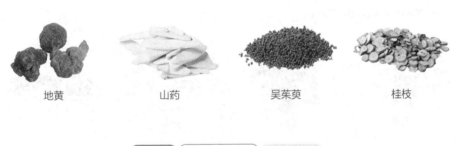

地黄　　　　　　山药　　　　　　吴茱萸　　　　　　桂枝

口服　　一次6～9克　　一日2～3次

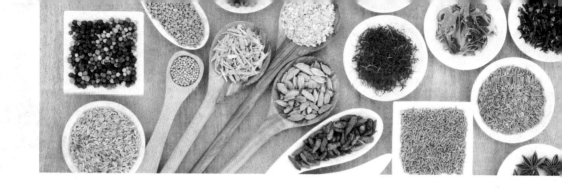

气血两虚——归脾丸

归脾丸用于治疗心脾两虚而致的气血两虚之证，具有益气补血、健脾养心的功效。临床常用于治疗神经衰弱、小儿慢性特发性血小板减少性紫癜、更年期综合征、胃和十二指肠溃疡、顽固性失眠等。

归脾丸

药物组成：白术、茯神、黄芪、龙眼肉、酸枣仁各30克，人参、木香各15克，甘草8克，当归、远志各3克，生姜6克，红枣3枚。

煎制方法：将人参、当归、甘草、木香粉碎成细粉；其余加水煎煮2次，第一次3小时，第二次2小时，然后合并煎液，过滤，将滤液浓缩，喷雾干燥，提取；与上述的粉末混匀，作丸，包膜即得。

服用方法：用温开水或生姜汤送服，水蜜丸每次6克，小蜜丸每次9克，大蜜丸每次1丸，每日3次。

专家解析：人参、黄芪、白术、甘草、生姜、红枣甘温补脾益气；当归甘辛温养肝而生心血；茯神、枣仁、龙眼肉甘平养心安神；远志交通心肾而定志宁心，木香理气醒脾。诸药合用，养心与益脾并进。

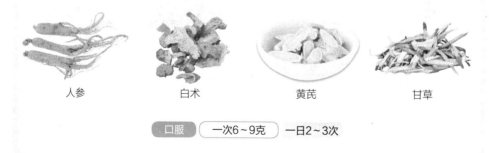

| 人参 | 白术 | 黄芪 | 甘草 |

口服　一次6～9克　一日2～3次

CHAPTER 4

阳虚体质——怕冷

阳虚就是指机体阳气不足、机能减退或衰弱的一系列症候。《素问·调经论篇》所说"阳虚则寒"，阳虚体质之人通常表现出怕冷、手脚冰凉、喜热饮等特点。学习本章，学会如何预防出现阳虚体质，如何调理阳虚体质。

阳虚体质的人会有哪些表现

　　阳虚体质，中医名词，指阳气虚衰的病理现象。阳气有温暖肢体、脏腑的作用，如阳虚则机体功能减退。阳虚体质特征和寒性体质接近，为阳气不足，有寒象。阳虚之人的舌象大多表现为舌色淡，舌质比较嫩，舌体胖大，甚至有齿痕。而除了舌象的变化，对于身体还会有什么表现呢？

畏寒怕冷

　　畏寒怕冷是阳虚最主要的症状，阳气犹如自然界的太阳，阳气不足，则身体内环境就会处于一种寒冷的状态。此类人经常手脚、腹部、背部冰凉，冬季容易出现冻疮。所以阳虚的人比较喜欢吃温热类的食物，如热汤、羊肉之类。而一吃凉的食物，就容易出现腹痛腹泻等症状。

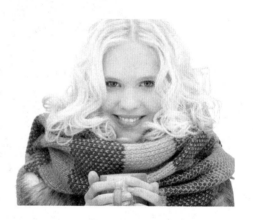

睡眠偏多，精神不振

　　因为阳气不足，细胞的生命活动衰退，经常表现为精神不振，喜欢蜷缩，且睡眠时间较长。这类人一般比较内向，不爱说话，情绪比较低落消沉，容易有抑郁的倾向。这都是由于阳气不足，兴奋的功能降低，无法起到鼓舞与振奋精神的作用。

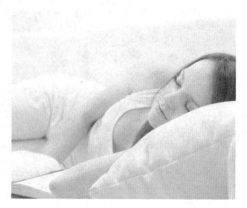

性功能减退

阳虚体质主要与肾中元阳相对不足有关。肾主生殖，主骨，主下焦少腹水液蒸腾。所以，阳虚体质的人常常表现为欲望降低，对很多事物都提不起兴趣，最明显的特征是出现性欲减退、性冷淡。男性常见性欲减退、阳痿、早泄、滑精、前列腺炎等症；女性常见性冷淡、白带偏多且清稀透明、月经减少，受寒遇冷或疲劳时更甚。而肾主骨生髓，其华在发，肾藏精生血，发为血之余。所以阳虚之人还会出现

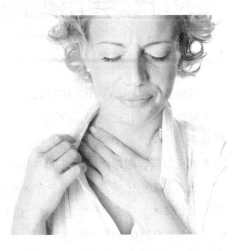

头发稀疏不密，且有黑眼圈，面色发白，无光泽神采，口唇发暗，或者脚跟、腰腿疼痛、容易下肢肿胀等。

面色苍白

阳虚之人，面色一般较为苍白，无光泽，嘴唇的颜色也偏淡，整个人看起来有一种有气无力之感，容易感到疲乏，睡眠多，但是也很容易出现黑眼圈。

大小便异常

阳虚体质还常见夜尿多，遗尿，小便清白。老年人夜尿多是阳气正常衰老，如果小孩子尿床、中年人和青年人经常夜尿，而且颜色清淡，就是阳虚。有些人则表现为腹泻，更为严重的是吃什么拉什么，大便里面常夹杂着大量没消化的食物，这多由于中下焦的热量缺乏，不能转化食物所致。阳虚之人要注意不能多吃寒凉冰冻的食物，以保护阳气。

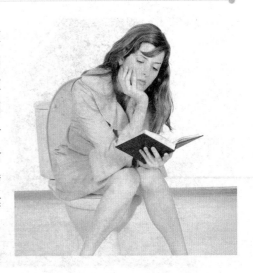

为什么会出现阳虚体质

前面我们已经讲到阳虚体质的表现，可是为什么会形成阳虚体质？我们都知道，阳虚体质的人，往往就是体内阳气不足造成的。那为什么会有阳气不足？明代医家张介宾说："天之大宝，只此一丸红日；人之大宝，只此一息真阳。"阳虚体质就是红日不那么温暖。阳虚体质的人火力不够，阳气不足，怕冷，要吃热穿暖。

大部分阳虚体质者都是由于先天禀赋不足，比如父母是虚寒的体质；或（胚胎早期）时父母体弱；或父母年老体衰，到了晚年才得子；或是母亲在怀孕阶段调养不当，吃了很多寒凉的食物影响胎儿的体质；或早产。这些都是形成体质虚弱的先天因素。

后天在什么情况下会造成阳气不足？

1. 幼年时期滥用抗生素或某种原因用大量激素或吃清热解毒的药品太多，食用大量的冰冻饮料、西瓜、凉茶等。

2. 过度的性生活。

3. 不可避免地随着年龄衰老，必定是阳气虚。

4. 和工作环境有关系，如冰冻仓库的工人、灌装洗瓶、井下矿工等。

5. 和饮食有关，幼年时挑食偏食，营养达不到要求，加之缺乏锻炼，造成身体体质差，而又不及时调整休养。

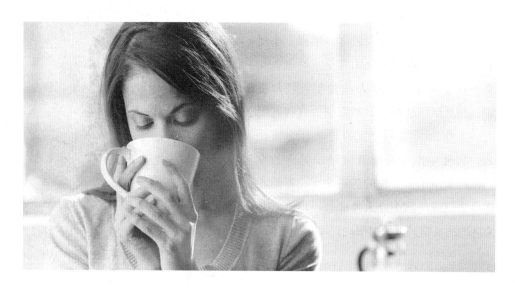

阳虚体质的舌象变化

 TOP 01 舌淡白，舌体胖嫩 ——脾胃虚寒

此舌象呈现舌质淡白，舌苔白、薄而滑，舌体胖嫩。一般来说，看到舌体胖嫩，就可以确定为是阳虚体质。而阳虚之人，少了阳气的温养，会表现出寒象，称之为"虚寒"。此为脾胃虚寒，气血不足而形成。伴有神疲乏力、畏寒肢冷、时有呕吐、口淡不渴、便溏等症状。

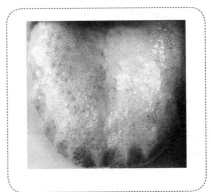

 自我调理

1. 宜食具有健脾补气、温暖肠胃及祛寒作用的食物，如羊肉、鸡肉、牛肚、猪肚、草鱼、荔枝、辣椒、韭菜、红糖等。
2. 若有胃痛，应忌食绿豆、生番茄、海带、金银花、菊花、豆腐、鸭蛋、竹笋等凉性食物，以免疼痛加重。
3. 用生姜切成丝，加水捣烂，加入牛奶中煮沸饮用，有温补脾胃的作用。
4. 平时可做些舒缓的运动，如散步、太极拳等。
5. 若有胃癌，可吃香菇、菜花、黑木耳、山药、薏苡仁、黑米、大枣、鸡蛋等，对其术后恢复、顾护胃气非常有益。
6. 可选用膈俞、脾俞、胃俞、关元、足三里等穴位进行艾灸。

舌淡，苔白腻 ——寒湿腰痛

舌质淡，舌苔白腻主要分布在舌中，此类舌主要是寒湿内停引起的，寒湿收引黏腻，会阻碍气血，阻闭经络，气血运行不畅，而阳气不足，不能温运，引起腰部的冷痛沉着，阴雨天会加重。伴有转侧不利、逐渐加重、静卧病痛不减、寒冷和阴雨天则加重。

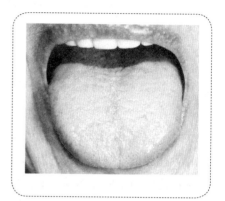

 自我调理

1. 忌食辛辣刺激性的食物，远离烟酒。忌食生湿生痰的食物，如鱼、蟹、虾、肥肉等。
2. 经常活动腰部，使腰肌舒展，促进局部肌肉的血液循环。特别是坐办公室的人，一定要适当地活动，解除腰肌的紧张。
3. 晨起或晚睡前，可用手掌按摩腰背肌肉，同时扭动腰部，舒筋活血。
4. 可用黑豆、猪腰、茴香炖汤喝，对于寒湿腰痛疗效很好。
5. 女性尤其要注意保暖，不要穿低腰、露腰衣服。
6. 可选用腰阳关、关元、肾俞、志室、委中等穴位进行艾灸。

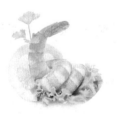 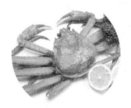 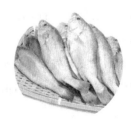

TOP 03 舌苔淡白而干——糖尿病

此类舌象舌苔淡白，有点干，主要是久病阳虚所致，阳虚则寒，会影响气血的运行，不能充分营养和濡润，而出现的舌象特征。伴有小便次数多、乏力、腰酸、女性月经不调、男性阳痿等症状。

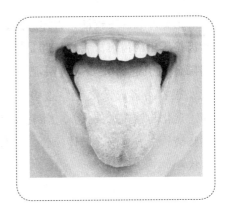

 ## 自我调理

1. 食物中可加入山药、莲子、茯苓、扁豆等滋肾健脾，平时的食物应低糖、低脂肪、高蛋白、高纤维食品。

2. 降血糖的食物，如桃、杨梅、樱桃、猕猴桃等，可增加胰岛素的分泌。

3. 不要只注重饮食的调理，也要增加体育锻炼，运动的强度和时间长短应根据病人的总体健康状况来定，运动形式可多样，如散步、快步走、健美操、跳舞、打太极拳、跑步、游泳等。

4. 保持心情舒畅。

5. 避免辛辣刺激性的食物，远离烟酒，忌食或少食甜食，如糖、冰淇淋、西瓜等。

6. 可选用中极、命门、肝俞、肾俞、太溪等穴位进行艾灸。

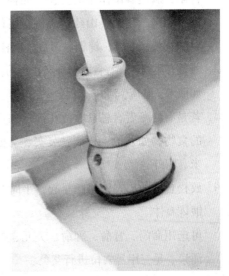

TOP 04 舌体淡胖，或有齿痕 ——脾肾虚弱

此类舌象舌质较淡，舌体胖大，舌边有牙齿挤压出的齿痕。舌质淡胖是体内水液代谢障碍而引起的，如果舌头肥大受限于牙齿，很容易形成齿痕舌。这多由于脾肾虚弱，运化与输布水液失常。伴有面色苍白、腰膝酸软、五更泻、肢体浮肿、形寒肢冷等症状。

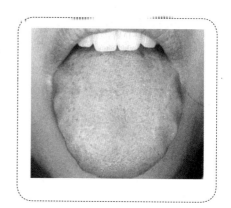

 ## 自我调理

1. 平日应经常食用一些性质温热，具有补益肾阳、温暖脾阳作用的食物，如籼米、羊肉、鸡肉、猪肚、山药、胡桃、猪肾、板栗、淡菜、韭菜、辣椒、刀豆、肉桂等。

2. 若是有泄泻者，宜食既温补又止泻的食物，如糯米、鲢鱼、河虾、干姜、花椒等。

3. 若是有便秘者，忌食收涩止泻、加重便秘的食物，如莲子、石榴、芡实、乌梅、糯米、河虾等。

4. 放松自己的心态，早睡早起，平时要多加锻炼身体。

5. 可选用命门、肾俞、脾俞、关元、神阙、涌泉、足三里等穴位进行艾灸。

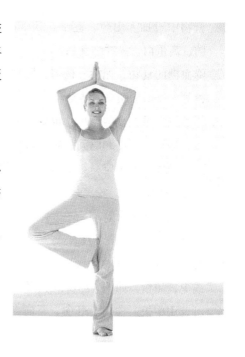

舌淡嫩，苔白 ——眩晕

此类舌象舌质较嫩，舌面上有一层白苔。这多由于饮食内伤或者体虚久病，饮食不节致脾胃损伤，致使痰浊内生，痰浊中阻，浊阴不降，久病体虚，血不足，脑髓失养也会出现此证。伴有纳呆、乏力、面色苍白、呕恶、头重、耳鸣、腰膝酸软等症状。

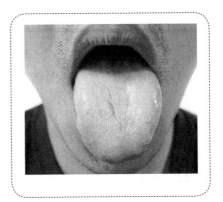

 自我调理

1. 宜食用核桃、黑豆、冬瓜、小米、西红柿、猕猴桃、菠菜、橙子、枸杞子、荠菜、牡蛎、山药等食物。

2. 要注意生活起居，过度疲劳或睡眠不足都是眩晕发作的原因之一。

3. 声光的刺激会加重眩晕的发生频率，所以居室宜安静，光线要暗淡。加强体育锻炼，增强体质。

4. 出现头痛剧烈、呕吐、视物模糊、肢体麻木或血压持续上升时，及时就医并配合治疗。

5. 改变体位时动作要缓慢，避免深低头、旋转等动作，眩晕严重者的坐椅、床铺避免晃动。

6. 按摩可选用脾俞、肾俞、足三里、关元、肝俞、行间、内关、丰隆等。

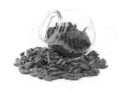

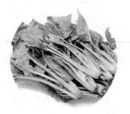

阳虚体质常用穴位养生

TOP
01 **大椎**——督脉补阳特效穴

　　"大"指高大，"椎"指脊椎骨。穴在第七颈椎棘突起最高最处而得名。上至头面，入络于脑，为人体阳经之汇，所有阳经在这里交汇的一大要穴，具有统率与督促全身阳经脉气的作用。养护阳气使养生治病之本，古人称大椎为"诸阳之会"。对大椎穴进行适当按摩刺激，就达到一穴通诸经，振奋一身之阳气，快速解决阳气不足的问题，恢复体力。

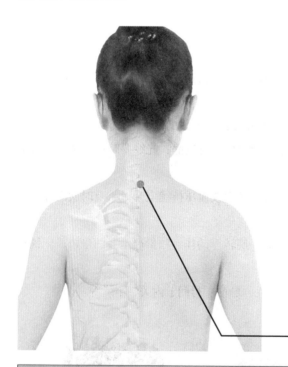

简便取法： 俯卧位或正坐位低头，在后正中线上，可见颈背部交界处椎骨上有一个高的棘突，能随着头部左右摆动的为第7颈椎棘突，棘突下凹陷即为本穴。

标准定位： 位于后正中线上，第7颈椎棘突下凹陷中。

保健方法
洗澡时，用温热水冲刷大椎穴10分钟，水温要稍微高一些，以人体皮肤能接受且不烫伤为度，直至穴位处皮肤泛红，颈后背有发热冒汗时停止。过后注意保暖，此法可预防感冒。

命门——人体长寿之门

中医学认为命门蕴藏先天之气，集中体现肾的功能，故对五脏六腑的功能发挥着决定性的作用。命，人之根本也。门，出入的门户也。所谓"命门"，即人体生命之门的意思，是先天之气蕴藏所在，是人体生化的来源，是生命的根本，对男子所藏生殖之精和女子胞宫的生殖功能有重要影响；对各脏腑的生理活动起着温煦、激发和推动作用。经常刺激命门，可强肾固本、温肾壮阳、延缓人体的衰老。

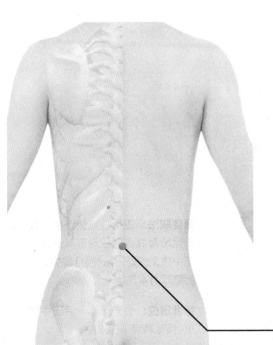

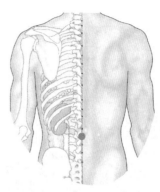

简便取法： 正坐位或俯卧位，肚脐水平绕腰腹一周，与后正中线交点处即为第2腰椎棘突，棘突下凹陷即为本穴。

标准定位： 位于腰部，后正中线上，第2腰椎棘突下凹陷中。

保健方法

在按摩命门前，先使用揉法让背部得到充分的放松与休整，再用掌根横擦命门穴，以发热为度，然后用两手掌搓热捂住两肾，意念守住命门10分钟。

腰阳关 ——腰膝冷痛按腰阳关

TOP 03

腰阳关：腰，为腰部；阳，属阳气；关，指关卡。穴名意指该处是下焦阳气的机关，且正当腰部之要冲，同时也是腰部运动的机关。

本穴属于督脉，中医认为督脉为阳，位于腰部的转动处，是阳气通行的关隘，在人体中具有非常重要的地位。如果人体的阳气不足，就会表现出无精打采的状态，还会出现疲惫困倦、虚寒怕冷等症状。现在很多人由于缺少室外活动，长时间地坐电脑前，会有腰部酸痛的症状。而腰阳关穴具有舒经活络、祛寒除湿的功效，可以补肾强腰，对治疗各种腰部疾病有着非常好的疗效。

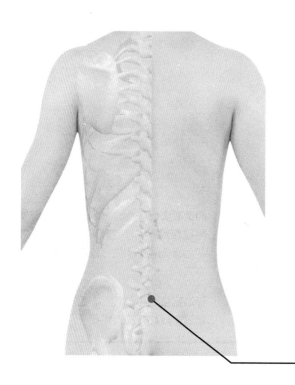

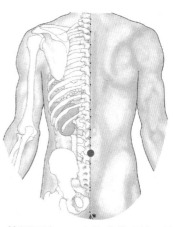

简便取法：正坐位或俯卧位，找到两个髂嵴最高点，髂嵴最高点连线与后正中线交点处为第4腰椎棘突，棘突下凹陷即为本穴。

标准定位：位于腰部，后正中线上，第4腰椎棘突下凹陷中。

保健方法
拇指按压腰阳关，逐渐用力向下按压，保持5~6秒的时间松开，中间间隔2秒，接着进行按压，持续5~10分钟。或者用热水袋或热毛巾放在腰阳关的位置进行热敷，保持这个热度，持续20~30分钟。

肾俞——培补元阳之穴

肾俞为肾之背俞穴，与肾脏相应，"肾为先天之本"，是生殖发育之源。一个人身体是否健壮，与肾的强弱有关。当寒冬到来时，人体需要有足够的能量和热量以御守，倘若肾功能虚弱，就会因"火力不足"而出现头晕、心慌、气短、腰膝酸软、乏力、小便失禁或尿闭等症状，这是肾阳虚。

肾阳亦有元阳、真阳、真火等称号。肾与命门本同一气，为人身阴阳消长之枢纽，而肾阳主一身之阳气，经常刺激肾俞，可培补元阳，治疗因肾阳虚而引起的头晕、心慌、气短等一系列病症。

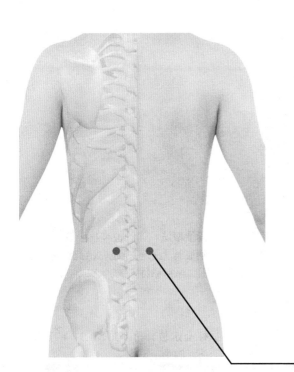

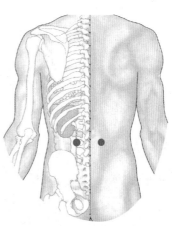

简便取法：正坐位或俯卧位，肚脐水平绕腰腹一周，与后正中线交点处即为第2腰椎棘突，棘突下凹陷旁开2横指即为本穴。

标准定位：位于背部，第二腰椎棘突下，旁开1.5寸。

保健方法
搓热掌心，然后把两手放到肾俞穴上，掌心在肾俞穴上做擦的动作，一上一下地擦动，通过擦的动作可以让腰部的肾俞部位发热，并且感觉是从里面往外发热。或用双掌摩擦至热后，将掌心贴于肾俞穴，如此反复3～5分钟。

关元——温阳补肾第一穴

关元是人体功效最强大的补穴之一，此穴具有强大的补益功效而被称之为"千年野山参"。中医认为，关元穴"为男子藏精，女子蓄血之处"，先贤们认为关元为炼长生不老的最佳位置，称之为丹田，而通俗地说，就相当于人体生命活动中储存能量的能量库。常刺激关元穴，可起到补肾壮阳、理气和血、治妇科病的祛病养生功效。

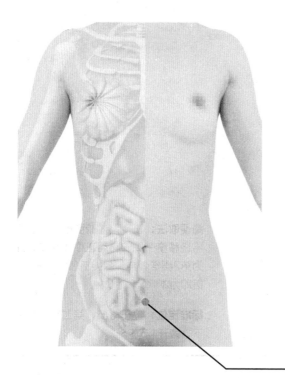

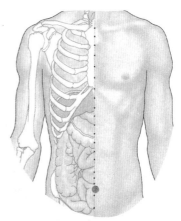

简便取法： 仰卧位或正坐位，从肚脐到耻骨上方画一线，将此线分为5等分，从肚脐往下3/5处即为此穴。

标准定位： 位于下腹部，前正中线上，脐中下3寸。

保健方法
双手交叉重叠置于关元穴上，稍加压力，然后交叉之手快速地、小幅度地上下推动。操作时间地点不固定，但要注意不可以过度用力，按揉时只要局部有酸胀感即可。

阳虚体质之人膳食调理方

当归生姜羊肉汤——冬日的一碗暖身汤

羊肉既能御风寒，又可补身体，是御风寒、助元阳、补精血、益劳损的补益佳品。

当归性温，味甘、辛，归肝、心、脾经，具有补血和血、调经止痛、润燥滑肠、抗癌、抗老防老、增强免疫之功效。

此组合能补养精血，散寒止痛。当归、羊肉兼补兼温，而以生姜宣散其寒。

原料 ｜ 羊肉250克，当归60克，生姜30克，小葱、料酒、盐各适量。

制作

①羊肉洗净切块，用料酒腌渍10分钟，再焯烫备用；生姜洗净切片，当归切片。

②锅中加清水，放入羊肉、生姜、当归，大火煮沸后，改小火煲约3小时，至羊肉熟烂。

③加盐、葱花调味即可。

养生小贴士

当归生姜牛肉汤，是冬日里的一碗暖身汤，具有温阳祛寒、补虚养血的疗效，不仅可以改善四肢末端的血液循环，增加人体热量，起到暖身效果，还能补血养颜，调理月经不调、痛经等妇科疾病。

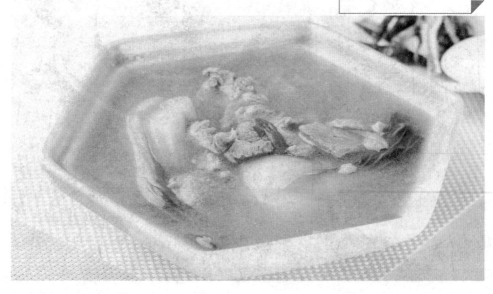

牛鞭韭菜籽饮——让男人重振雄风

牛鞭具有补肾壮阳，固精培元，可提升精子质量与数量。

韭菜性温，味辛，归肝、肾、胃经，具有补肾、健胃、提神、止汗固涩等功效。

牛鞭韭菜子饮有补肾壮阳的作用，可刺激男性生殖器官的生长、发育及成熟。

原料 ｜ 牛鞭1根，韭菜籽25克，淫羊藿、菟丝子各15克。

制作

将牛鞭放锅里用文火焙干，拿出研磨成末；淫羊藿加少许油，放在铁锅上用文火炒黄，再将韭菜子、菟丝子磨成细末，然后将所有药末混匀后装瓶。每天晚饭后用黄酒冲1匙。

> **养生小贴士**
>
> 牛鞭去腥方法：剪开外皮，用开水烫一下捞出，将外皮撕掉。然后把牛鞭周围的赘肉、筋皮剔除，再用剪刀从中间剪去血线。最后将里面的尿道剔除干净，再用刀切去牛鞭头部的臃肿部位。

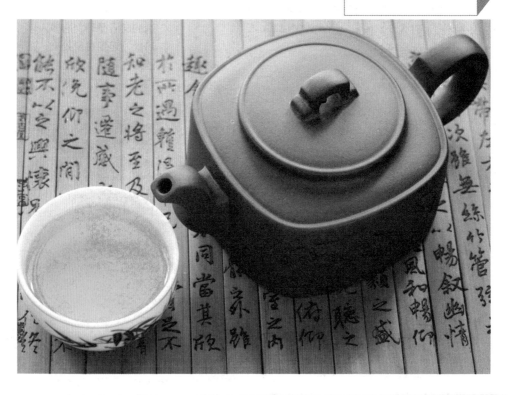

杜仲牛骨汤——补肾气，强腰膝

杜仲性温，味甘，归肝、肾经，具有补益肝肾、强筋壮骨、调理冲任、固经安胎的功效。

牛骨顾名思义，对于如关节炎之类的骨头关节病痛有很大作用。

杜仲牛骨汤对于肾阳虚型骨质疏松症尤为适宜。

原料 | 牛骨500克，杜仲30克，骨碎补15克，料酒、葱、姜、盐、麻油等调料各适量。

制作

①先将杜仲、骨碎补分别洗净，晒干或烘干，切碎或切成片装入纱布袋中，扎紧袋口，将新鲜牛骨洗净，砸碎。

②将牛骨与药袋同放入砂锅，加水用大火煮沸。后调入料酒，改用小火煨1.5个小时。

③取出药袋，加葱、姜、盐等调料，继续烧至沸，淋入麻油即可。

温馨小提示

1. 用杜仲泡茶，可用于高血压、高血脂、心脑血管疾病人群。但是内热、血燥者禁用。

2. 骨碎补不能与羊肉、羊血、芸薹菜合用。

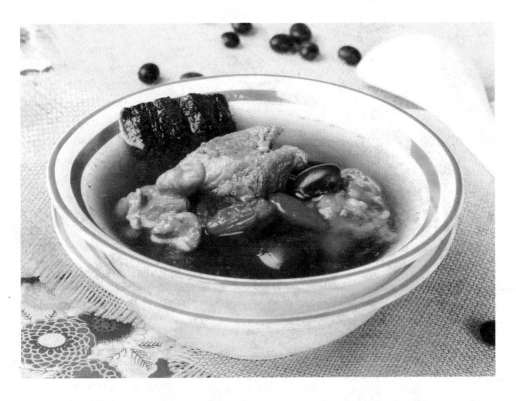

生姜红糖水 ——温胃止痛

生姜性温，味辛，归肺、脾经，具有温中止痛的作用。现代药理学证明，生姜有镇痛、抗炎、松弛肠管、促进胃液分泌的作用。

生姜红糖水不但可以暖胃、止呕、调理肠胃，还可以预防感冒、消炎、祛湿活血。

原料 | 生姜5片，红糖适量。

制作

①将2碗水与生姜一同放入锅中煮10分钟，然后加入1勺红糖，搅拌至溶化均匀即可。

②放置片刻，不烫嘴后一次喝完。

> **温馨小提示**
>
> 1. 鲜姜汁可治疗因受寒引起的呕吐，其他类型的呕吐不宜使用。
> 2. 腐烂的生姜会产生一种毒性很强的物质，可使肝细胞变性坏死，诱发肝癌、食管癌等。

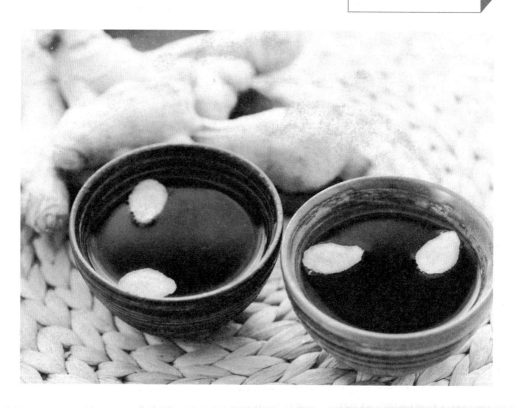

脾阳虚，吃点凉的就拉肚子——四神丸

　　四神丸用于治疗脾肾阳虚所致的五更泻，具有温肾暖脾、固摄止泻的作用。临床上常用于治疗慢性腹泻、肠结核、慢性结肠炎、肠道易激综合征等属脾肾虚寒者。

四神丸

药物组成： 肉豆蔻60克，补骨脂120克，五味子60克，吴茱萸30克，大枣3枚。

煎制方法： 生姜、大枣先煎，其余药物共研细末，待大枣煮熟后，去姜取枣肉，合药末为丸，如梧桐子大。

服用方法： 口服。每次9克，每日1～2次。

专家解析： 补骨脂味辛、苦，性热，补命门之火，为补火益土之要药；肉豆蔻温脾肾而涩肠止泻；吴茱萸暖脾胃而散寒除湿；五味子酸温，固肾涩精，收敛止泻；生姜散寒行水；大枣滋养脾胃。诸药合用，肾温脾暖，自然泻止。

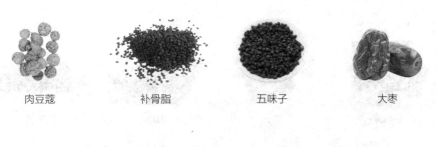

| 肉豆蔻 | 补骨脂 | 五味子 | 大枣 |

口服　　一次6～9克　　一日1～2次

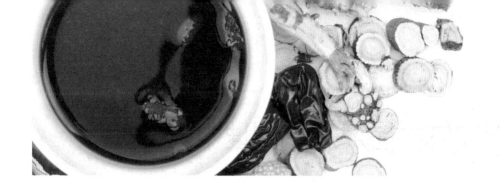

肾阳虚，阳痿早泄——右归丸

右归丸是治疗肾阳不足、命门火衰的常用方剂，具有温补肾阳、填精益髓之功效。临床上常用于治疗性功能减退、肾病综合征、老年骨质疏松症、坐骨神经痛、肥大性脊椎炎、慢性支气管炎、腰肌劳损、贫血、白细胞减少等病症。

右归丸

药物组成：熟地黄240克，附子、肉桂各60克，当归、山茱萸各90克，山药、菟丝子、鹿角胶、枸杞、杜仲各120克。

煎制方法：先将熟地蒸烂杵膏，其余的药物研成细末，加炼蜜为丸，如弹子大。

服用方法：口服。每次2丸，每日3次。

专家解析：附子、肉桂、鹿角胶培补肾中之元阳，温里祛寒；熟地黄、山萸肉、枸杞、山药滋阴益肾，养肝补脾，填精补髓，取"阴中求阳"之意；佐以菟丝子、杜仲补肝肾，健腰膝；当归养血和血，与补肾之品相配，以补养精血。诸药合用，肝脾肾阴阳兼顾，仍以温肾阳为主，妙在阴中求阳，使元阳得以归元。

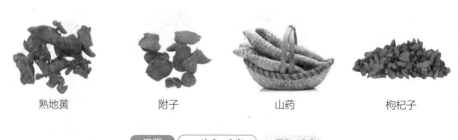

| 熟地黄 | 附子 | 山药 | 枸杞子 |

口服　一次6~9克　一日2~3次

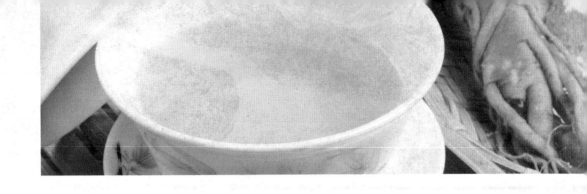

阳虚了，四肢总是冰冰凉——肾气丸

肾气丸是肾阳不足的常用方，具有补肾助阳的功效。临床上常用于治疗糖尿病、甲状腺功能减退、神经衰弱、醛固酮增多症、慢性肾炎、慢性支气管哮喘等病症。

肾气丸

药物组成： 地黄240克，山药、山茱萸各120克，茯苓、牡丹皮、泽泻各90克，桂枝、附子各30克。

煎制方法： 所有的药材研成细末，炼蜜和丸梧子大。

服用方法： 酒送下，每次15丸，每日2次。

专家解析： 重用干地黄滋阴补肾；山茱萸、山药补肝脾而益精血；加以附子、桂枝之辛热，助命门以温阳化气；上面的药物合用补肾填精，温肾助阳，乃阴中求阳之治。泽泻、茯苓利水渗湿泄浊，牡丹皮清泄肝火，三药于补中止泻，使邪去则补乃得力，并防滋阴药之腻滞。诸药合用，温而不燥，滋而不腻，助阳之弱以化水，滋阴之虚以生气，使肾阳振奋，气化复常，则诸症自除。

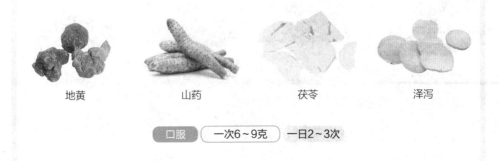

| 地黄 | 山药 | 茯苓 | 泽泻 |

口服　　一次6~9克　　一日2~3次

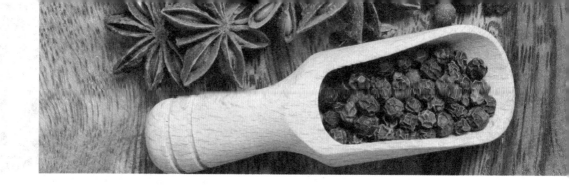

起夜次数多 ——金匮肾气丸

　　金匮肾气丸用于治疗肾虚水肿，具有温补肾阳、化气行水的功效。现代常用于治疗咳嗽、哮喘、阳痿、早泄、慢性肾炎、动脉粥样硬化、白内障等病症。

金匮肾气丸

药物组成：地黄108克，山药、山茱萸、牡丹皮、泽泻、桂枝、牛膝、车前子各27克，茯苓78克，附子4.5克。

煎制方法：以上所有药材，粉碎成细粉，过筛，混匀。每100克粉末加炼蜜35～50克与适量的水泛丸，干燥后，制成水蜜丸；或加炼蜜110～130克制成大蜜丸，即得。

服用方法：口服，水蜜丸每次20～25粒，大蜜丸每次1丸，每日2次。

专家解析：地黄滋补肾阴；山茱萸、山药滋补肝肾，辅助滋补肾中之阴；以少量桂枝、附子温补肾中之阳，意在微微生长少火以生肾气；泽泻、茯苓利水渗湿，牡丹皮清泻肝火。诸药合用，阴中求阳，温补肾阳。

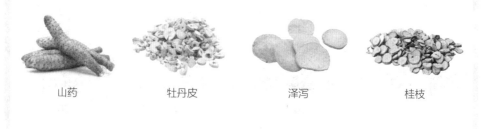

| 山药 | 牡丹皮 | 泽泻 | 桂枝 |

口服　一次6～9克　一日2～3次

CHAPTER 5

阴虚体质——缺水

阴虚，与阳虚相对，是指精血或津液亏损的病理现象。阴分不足，津血亏虚，滋润、濡养不足会出现体内病理变化；因阴不制阳，也可出现阳相对亢盛的病理变化。任何疾病在来临之前，都会发出警告信号，当我们的身体阴阳失调时，同样也会。

阴虚体质的人会有哪些表现

体形消瘦

阴虚体质的人，大多体形较为消瘦，这类人不是因为吃得太少，而是因为消耗得过多。人体内阴液亏损，津液不足，就导致阴阳不平衡，人就呈现阴虚状态，阴无以制阳，阳则相对偏亢，内火旺盛。所以阴虚体质的人和正常人相比，人体因发热而消耗更大，被身体吸收的营养也自然较少，在体形方面就表现为消瘦。如果将人体看作一个自然界的话，津液就像河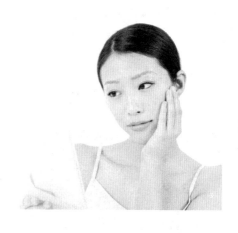流，河道里面的水少了，那么船舶就不能够正常地行驶，周围的树木也得不到滋养，会枯萎；水少了，土地会干裂，草木无法生长。发生在人体里呢？人体则会日渐消瘦。但需要注意的是，不是所有体形瘦的人都是阴虚体质，要看一个人是否是阴虚体质，除了体形之外，还有以下几点特征：

性情急躁，易怒

中医说阴虚则内热，阴虚体质的人容易上火，脾气较大，可是为什么会这样呢？其实解释起来也并不困难。

水能载舟，在我们的身体里，精血阴液就如同我们身体内的河流，它们蜿蜒不息地流淌在经脉孙络里。而我们的气，就是一顶顶的乌篷小舟，荡着阴血划向身体的各个组织，发挥温煦、固摄、卫外的作用，阴平阳秘，一派和谐景象。可是，随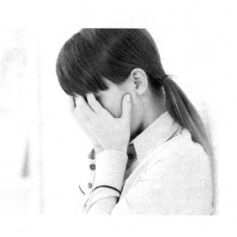

着河水的干涸，阴血的亏虚，这一切慢慢发生了变化。

　　首先，河水减少，表现为河道蓄水量减少，河道深度降低。这就导致了河道承载能力下降。在身体中也是这样，阴血不足，承载能力下降，不能满足正常的需要。这样一来正常的生理功能就被打乱了。很多人出现了身体热、性子急躁、坐不住、等车之际不停地溜达、心跳加快，甚至心慌心悸的现象。

　　接着，河水继续减少，地势平缓的地区甚至出现了断流。身体中也是这样，阴血亏虚已极，经脉枯涸，纵是阳气百般努力，怎奈无水行舟，寸步难行。这时候的人就会表现出没有耐性，一点不如意都会导致暴跳如雷，不能控制。

　　也就是说，阴虚体质的人一开始会产生"亢进"的表现，并不是阳气过多导致的真亢进，而是阴血不足而致的一种"假亢进"状态。但是如果阴血亏虚的问题长久得不到缓解，身体的亏损终将超过自身能够承受的范围，到那时就会从"假亢进"状态进入萎靡状态。

五心烦热

　　什么是五心烦热，就是表现为自觉两手心、两足心发热及心胸发热的一种异常感觉。而此种感觉的出现多由于阴虚火旺、心血不足而引起的。

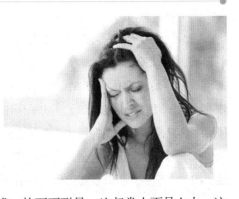

　　阴虚体质的人常会有手足心发热、异常烦躁的感觉，而且在午后这些症状会更加明显，这类人在饮食上喜食生冷之物，比如特别喜欢喝冷饮。再加上这类人内火旺盛，故而不耐暑，比起常人更易上火。这些都是因为其体内阴液亏损、阳盛阴衰所致，阴不能制阳，故而常年表现为五心烦热、面色潮红、眼花耳鸣等。

耳、目、口、鼻、皮肤干燥

　　人体内阴液亏损、滋润不足，肌肤营养不良，缺水明显，外在直接表现为耳、目、口、鼻、皮肤干燥。阴虚体质的人正符合这种症状。这类人大便干结，小便量少色黄，严重时大便甚至是一粒一粒的，呈现羊屎状。这都是因其体内津液亏损、体液消耗过快而造成的。

为什么会出现阴虚体质

阴虚体质的形成，主要是受两个方面的因素影响，即先天因素和后天因素。

先天因素是指个体的生物因素，即先天出现的不足，包括早孕、早产、年长受孕、父母的气血不足或受父母体质的遗传等。

后天因素是指个体出生后所接受的来自环境的各种影响，阴虚体质的形成，大多是受到各种后天因素的影响，这其中就包括：突发发热性疾病，消耗大量阴液；工作或生活压力过大，生活作息无规律，时常日夜颠倒，积劳阴亏；平日喜食辛辣、煎、炸、炙、烤的食物，饮食以荤菜为主；房事过度，日常纵欲导致阴液亏损；年少时血气方刚，阳气过于旺盛，导致阴阳大幅度失衡；曾有过出血性疾病病史的人；女性更年期期间，阴液大量亏损所致。

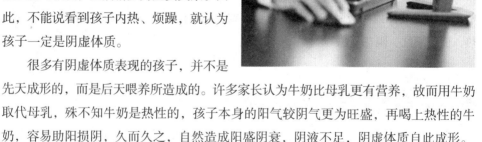

虽然阴虚体质的形成可以受先天因素影响，但儿童时期就表现出阴虚的很少。孩子容易出现大便干结、口疮、内热等症状，但这并不是说孩子一定是阴虚体质，这只是阴虚的表现形式。在孩童时期，孩子的身体发育不完全，故而阴气不足，阳气亦不足，所以发病较快，病情变化也相对较快，且病情多为虚实交杂。因此，不能说看到孩子内热、烦躁，就认为孩子一定是阴虚体质。

很多有阴虚体质表现的孩子，并不是先天成形的，而是后天喂养所造成的。许多家长认为牛奶比母乳更有营养，故而用牛奶取代母乳，殊不知牛奶是热性的，孩子本身的阳气较阴气更为旺盛，再喝上热性的牛奶，容易助阳损阴，久而久之，自然造成阳盛阴衰，阴液不足，阴虚体质自此成形。

阴虚体质的舌象变化

 裂纹舌，苔干 ——风痰伤阴

  此舌象舌色淡红，舌体有裂纹，舌面上的舌苔较干。这主要见于风痰上扰，渐渐伤阴而引起。在临床上，这类患者多有眩晕、头部沉重、肩部僵硬不适、震颤、口渴、消瘦等症状，严重者还会引起中风。

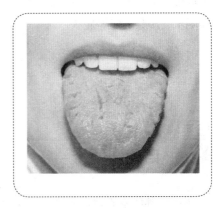

 自我调理

1. 这类阴虚体质者饮食调理很重要，宜食用寒凉滋润、滋补肝肾之阴的食物，如动物肝脏和肾脏、猪肉、海参、核桃、枸杞、芝麻等。
2. 不宜多食用性温燥烈的食物，像辛苦、煎炸、腥膻类的食物，应禁食。
3. 这类人平时脾气不好，容易生气，所以要尽量控制自己的情绪，保持平和的心态。
4. 此证大多是由于过劳引起，要注意劳逸结合，规律作息，少饮酒。
5. 按摩取穴可取风池、肝俞、肾俞、脾俞等。

TOP 02 舌红少苔——肝肾阴虚

此类舌象舌质红，舌面上舌苔少，舌体稍瘦小。这多由于阴液亏虚，阴虚则热，虚热内扰，属于肝肾阴虚的症候。伴有头晕目眩、目干、耳鸣、五心烦热、失眠多梦、容易疲劳、肢体麻木、胁隐痛、形体消瘦、口燥咽干、腰膝酸痛等症状。

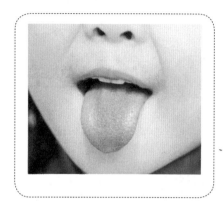

自我调理

1. 少吃辛辣或者刺激性食物。还要多饮水、少饮酒，尽量保持五味不偏。

2. 宜吃含高脂肪的肉类食物，含维生素的蔬菜，含高蛋白质的蛋类，含钙质钙剂的奶类。如山药、香菇、葡萄、石榴、桑葚、枸杞、黑豆、甲鱼、芝麻、兔肉、鸭肉等。

3. 本型患者易心烦，应经常与患者交谈，了解其心理状态，及时做好思想工作。

4. 不要给自己太大的压力，学会合理减压。

5. 合理地安排自己的生活，保持良好的作息习惯，尽量避免熬夜和情绪激动。积极参加户外运动，放松心情。

6. 按摩选穴可选用肝俞、肾俞、章门、太冲、照海等穴位。

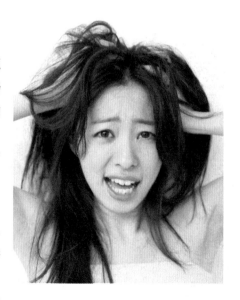

TOP 03 舌质红，津少，少苔——阴虚火旺

此类舌象舌质红，舌面少苔，舌体一般属于瘦薄型。这类舌象多由于阴不足，阴虚则阳亢并生热化为虚火，虚火亢盛，灼伤阴液所致，阴亏于下则舌面少苔。伴有心悸不宁、心烦失眠、口燥咽干、头晕目眩、两颧潮红、小便短赤、大便秘结等症状。

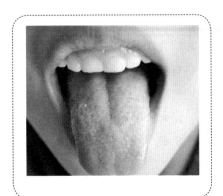

 自我调理

1. 凡是有心悸的人，均应忌烟酒，也要避免乱用滋补之品。忌食辣椒、花椒、龙眼肉、紫苏、茴香、烧酒、葱、姜、蒜等辛辣香燥之品。

2. 多食用滋阴降火类食物，如甲鱼、海带、紫菜、海参、菠菜、猪血、猪肝、红糖、乌鸡、南瓜、蛤蜊、银耳等，可用于阴虚火旺、五心烦热、潮红盗汗、夜不能寐等症。

3. 子时（相当于每天的23点到隔日1点之间）为人体阴阳交接时分，若子时过后仍不睡觉，就容易损阴耗津。

4. 过食辛辣、抽烟、喝酒等不良生活习惯，容易导致体内津液损耗，虚火内生。

5. 可选用耳穴如神门、肾、心、脑点、皮质下、失眠、百灵等进行敷贴。

6. 经络按摩可选用内关、通里、阴郄、心俞、太溪等穴位。

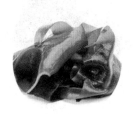 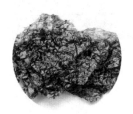 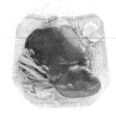

TOP 04 镜面舌，舌质淡红——肺气阴两虚

　　舌的颜色呈淡红色，舌面光滑无舌苔，中医认为此类舌象属于气阴两虚之证。此病多热在气分，汗出不透，则伤及气阴，见于温热病后期及内伤杂病，真阴亏损，元气大伤。伴有自汗盗汗、口燥咽干、神疲乏力、精神萎靡、面白、饥不欲食、唇燥等症状。

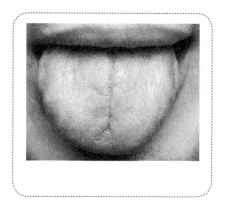

 自我调理

1. 平时可以食用益气生津的食物，如小米、麦粉及各种杂粮和豆制品，牛奶、鸡蛋、瘦肉、鱼肉等；水果类有苹果、甘蔗、香蕉、葡萄、山楂等。

2. 秋天比较燥热可食用清热生津润肺的食物，如鲫鱼、白鸭肉、芝麻、核桃、百合、鲜山药、白木耳、黑木耳、白果、梨、红枣、莲子、甘蔗等。

3. 一定要保持乐观的心态，健康饮食，规律生活，特别是注意保护肺部，防止呼吸道感染。

4. 加强身体锻炼，合理安排生活起居，不可太劳累。

5. 按摩可选用肺俞、脾俞、命门、血海、关元等穴位。

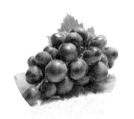

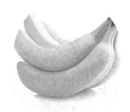

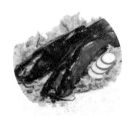

TOP 05 地图舌——胃阴亏虚

此类舌象舌色鲜红，舌面上的舌苔有一部分脱落，分布不均，呈现地图状，舌体相对瘦薄。这多是阴虚生内热，灼伤津液，致使津液不足，胃阴亏虚所导致。伴有面色萎黄、口干、心烦少寐、胃部有隐隐的灼痛、大便干燥等症状。

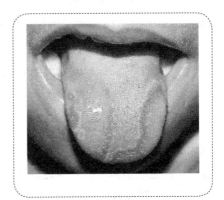

自我调理

1. 多用润燥生津及清补饮食，如梨、百合、黑木耳，适当进食果品，饮食以营养丰富、容易消化为宜。
2. 胃酸缺乏者可于饭后吃少许山楂片或口含话梅，以酸甘助运。
3. 忌食葱、姜、桂皮等辛辣刺激类食物，忌浓茶、咖啡等刺激性燥热食品和饮料，忌烟酒。
4. 注意休息，居室应朝阳，适当地运动，避免过度劳累，保持体力。
5. 要随时注意天气的变化增减衣物，避免细菌、病毒的感染。
6. 按摩可选用关元、三阴交、足三里、合谷、天井等穴位。

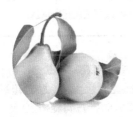

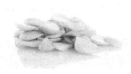

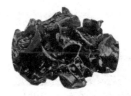

阴虚体质常用穴位养生

 太溪——滋补肾阴特效穴

　　"太"，大；"溪"，溪流。然谷穴传来的冷降之水，至本穴后，形成了较为宽大的浅溪，故名"太溪"。太溪穴是足少阴肾经原穴，犹如汇聚肾经元气的"长江"，补之则济其亏损，泄之则祛其有余，有补益肾气、滋补肾阴的功效。刺激此穴，不仅能疏通肾经，还对全身都有调节作用。

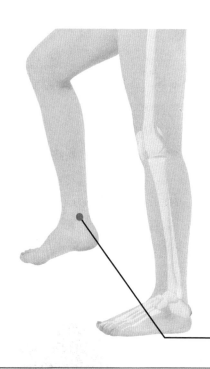

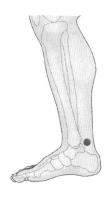

简便取法： 仰卧位或坐位垂足，由足内踝尖向后推至跟腱之间的凹陷处，按压时有酸胀感，即为本穴。

标准定位： 位于足内侧，内踝后方，当内踝尖与跟腱之间的凹陷处。

保健方法
盘腿正坐，用左手拇指指腹按压右侧的太溪穴，按压时先按顺时针方向旋按20次，然后再按逆时针旋按20次，然后以相同的手法用右手拇指指腹按压左侧的太溪穴。按揉时力度保持适中，每次按揉5分钟，每天2次。

三阴交——妇科疾病第一穴

三阴交穴在人体下肢部，为足太阴、少阴、厥阴交会穴。"三阴"，足三阴经。"交"，交会。本穴物质有脾经提供的湿热之气，有肝经提供的水湿风气，有肾经提供的寒冷之气，三条阴经气血交会于此，故名"三阴交"。三阴交穴属手足太阴脾经，平时常按三阴交穴，有健脾利湿、补益肝益的功效，可以治疗全身多种不适与病症，尤其对妇科病症有良好的治疗效果，是让女性青春永驻的首选穴位。

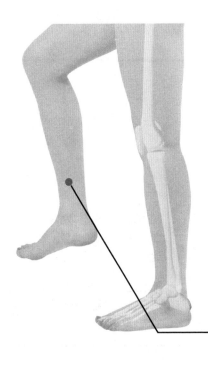

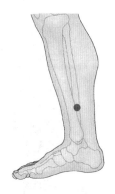

简便取法： 正坐位或仰卧位，手4指并拢，小指下边缘紧靠内踝尖上，在食指上缘处，小腿内侧骨后方即为本穴。

标准定位： 位于小腿内侧，当足内踝尖上3寸，胫骨内侧缘后方。

保健方法

用拇指或中指指端按压对侧三阴交，一压一放为1次，或先顺时针方向、再逆时针方向揉三阴交，持续10分钟。若是有血压过高或过低时，可以选择在中午11:00～13:00进行按揉。

TOP 03 **涌泉**——补阴要穴，水如泉涌

涌，涌出；泉，泉水。本穴为足少阴肾经的第一穴，连通肾经在体内体表经脉，肾经体内经脉中的水液由此外涌而出体表，故名"涌泉"。

涌泉穴是人体重要穴位，刺激该穴对各类亚健康的缓解有很大帮助。另外，涌泉穴属足少阴肾经，有苏厥开窍、滋阴益肾的功效，是滋补阴气的重要穴位。

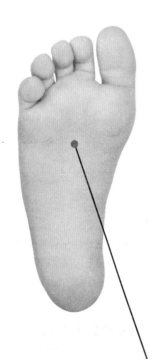

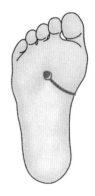

简便取法： 俯卧位或仰卧位，足趾屈曲，在足前部凹陷处，第二、三趾趾缝纹头端与足跟连线的前1/3处。

标准定位： 位于足底部，蜷足时约当足底二、三趾趾缝纹头端与足跟连线的前1/3与后2/3交点上。

保健方法
先摩擦双手，将掌心搓热，然后交叉按摩涌泉，左手掌掌心擦右脚掌掌心，右手掌掌心擦左脚掌掌心，即用劳宫穴去摩擦涌泉穴，每次至少擦50下。若是经常手脚冰凉之人，在按摩前可先用温水泡脚15分钟。

TOP 04 照海——补一身之阴

照，照射；海，大海，海量。此穴主治目疾之广似海，故名。水泉穴传来的地部经水，至本穴后形成一个较大水域，较多地接收天部照射的热能而大量蒸发水液。《千金要方》里称此穴为"漏阴"，意指肾经经水在此蒸发、漏失。照海穴属于足少阴肾经，有滋阴清热、调经止痛的功效，刺激照海穴不但能滋肾清热、通调三焦，还可以促进女性内分泌和生殖系统功能的改善，有益于卵巢的保养。

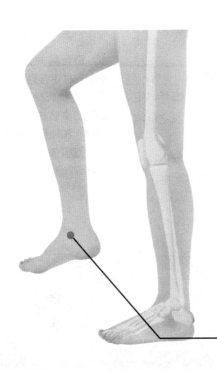

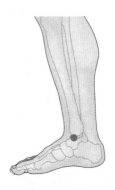

简便取法： 坐位垂足或卧位，由内踝尖垂直向下推，至其下缘凹陷处即为本穴。

标准定位： 位于足内侧，内踝尖下方凹陷处。

保健方法
坐位，屈膝，足掌平踏床面，自己用双手拇指分别揉按两侧内踝下的照海穴，刺激量以自己有酸胀的得气感觉为宜。时间不宜过长，5～10分钟即可。

阴虚体质之人膳食调理方

银耳百合雪梨汤——滋阴润肺养肌肤

银耳性平，味甘、淡，归肺、胃经，是一味滋补良药，特点是滋润而不腻滞，具有滋补生津、润肺养胃、补气和血、补脑提神、强精补肾、延年益寿的功效。

百合性微寒，味甘，归心、肺经，有养阴润肺、清心安神的功效。

银耳百合雪梨汤是食疗滋补中的佳品，具有补肾、润肺、生津、清热、养胃等功效。

原料 | 银耳100克，百合25克，去皮雪梨1个，枸杞5克，冰糖10克。

制作

①洗净的雪梨切小块；将泡好的银耳根部去除，切小块。

②取出电饭锅，打开盖子，断电后放入切好的银耳，雪梨；放入洗净的百合、枸杞，加入冰糖，再倒入适量清水，搅拌一下。

③盖上盖子，按下"功能"键，调至"甜品汤"状态，煮2小时至食材熟软入味后按下"取消"键，打开盖子，搅拌一下，再断电后将煮好的甜品汤装碗即可。

养生
小贴士

1. 百合需先浸泡15分钟，这样更容易煮熟软。

2. 干百合已经失去原本的鲜甜爽脆味道，只适合做糖水和炖品，用干百合前要泡得久一点，不然会有酸涩味道。

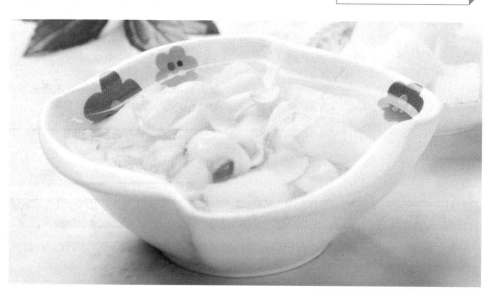

冰糖人参莲子汤——益肾气健脾胃

人参性温，味甘、苦，归肺、脾、心、肾经，有大补元气、复脉固脱、补脾益肺、生津止渴、安神益智的功效。

莲子性平，味甘，归脾、肾、心经，有补脾止泻、益肾固精、养心安神的功效。

冰糖人参莲子汤是食疗滋补中的佳品，具有滋阴养血、益肾健脾等功效。

原料 ｜ 人参10克，莲子10枚，冰糖30克。

制作

①将人参，莲子放入碗中加清水浸泡30分钟。

②再加冰糖，蒸60分钟即成。

③每日1次，饮汤吃莲子，人参留用，至第3次时汤同人参一起食用。

养生小贴士

1. 挑选莲子以饱满圆润、粒大洁白、芳香味甜、无霉变虫蛀为佳。

2. 莲子应保存在干爽处。若莲子受潮生虫，应立即晒干，热气散尽凉透后再收藏。

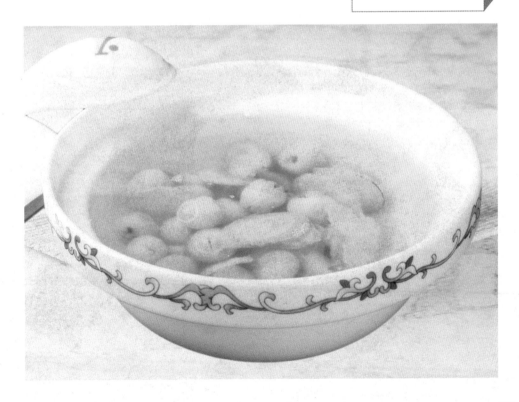

菊花枸杞桑葚茶——清肝明目降血压

　　菊花性微寒，味甘、苦，归肺、肝经，具有清热祛火、疏风散热、养肝明目、抗衰老和调节心血管等功效。

　　桑葚性寒，味甘，归心、肝、肾经，有补肝益肾、生津润肠、明目乌发等功效。

　　菊花枸杞桑葚茶是食疗滋补中的佳品，具有滋阴养肝、补益肝肾、强壮身体等功效。

原料｜　桑葚5克，菊花适量，枸杞5克，冰糖10克。

制作

①将桑葚、枸杞、菊花洗净。

②把这3种材料放入杯中，再用沸水冲泡，代茶饮用。

温馨小提示

好的菊花，花朵大小整洁，没有碎花，没有杂质，没有粉尘，没有小虫子。好的菊花泡开后，水是通透清澈；而差的菊花茶浊，含杂质。菊花应置阴凉干燥处，密闭保存，防霉防蛀。

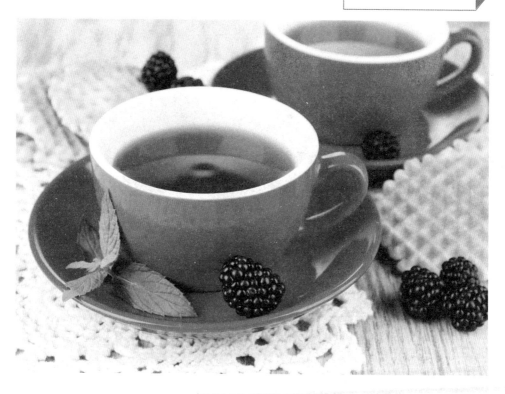

玉竹黄精炖老鸭——延年益寿滋肺阴

玉竹性平，味甘，归肺、胃经，是一味滋补良药，有滋阴润肺、生津养胃的功效。

黄精性平，味甘，归脾、肺、肾经，有补气养阴、健脾、润肺、益肾的功效。鸭肉性寒，味甘、咸，归脾、胃、肺、肾经，有养胃滋阴、清肺解热、大补虚劳、利水消肿之功效。

玉竹黄精炖老鸭具有滋阴、润肺、养胃、生津补虚、利水、化痰等功效。

原料 | 鸭肉300克，玉竹30克，黄精50克，盐、枸杞各5克，姜3片。

制作

①将玉竹、黄精清洗干净，浸水1小时，备用；老鸭清洗干净，在水烧开后焯水，去除残留的鸭毛，清洗干净备用。

②将老鸭、玉竹、姜放入炖锅，加清水，隔水炖3小时以上。

③加枸杞、盐炖5分钟即可，可以用勺子撇掉多余的油。

温馨小提示

隔水炖的方法可以使食材保持形状不烂，而且汤汁清澈，虽然烹饪时间上比煮的要长一些，但口感更好。

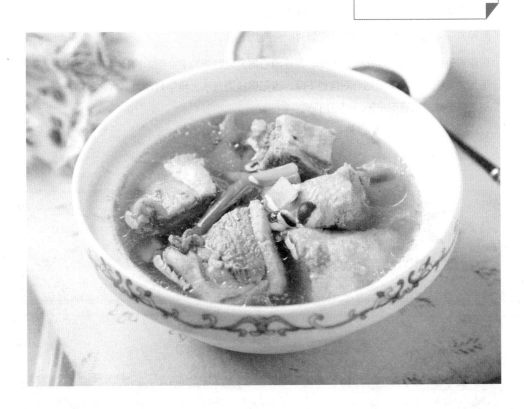

阴虚体质易发病症调理中成药

阴虚，心肾不交，失眠多梦 ——交泰丸

交泰丸用于治疗肾阴不足证，具有交通心肾、清火安神的功效。临床常用于治疗失眠、神经症和心火亢盛、肾阳不足所致的心肾不交症状。

交泰丸

药物组成：川黄连25克，肉桂心2.5克。

煎制方法：将上述药物研细成细末，炼蜜为丸。

服用方法：每次服1.5～2.5克，空腹时配合淡盐汤服下。

专家解析：本方由黄连和肉桂组成。黄连清心泻火以制偏亢之心阳，肉桂温补下元以扶不足之肾阳；心火不炽则心阳自能下降，肾阳得扶则肾水上承自有动力。水火既济，交泰之象遂成，夜寐不宁等症便可自除。

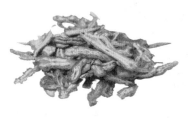

黄连

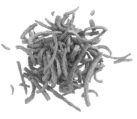

肉桂

口服　　一次6～9克　　一日2～3次

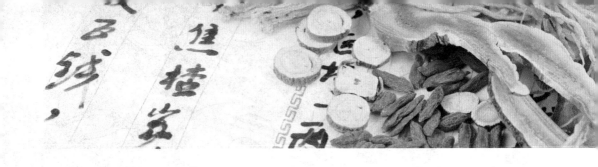

阴虚消渴，潮热盗汗血糖高——消渴丸

消渴丸用于治疗气阴两虚所致的消渴病，具有滋肾养阴、益气生津的功效。临床常用于治疗多饮、多尿、多食、消瘦、体倦无力、眠差、腰痛、尿糖及血糖升高之气阴两虚型消渴症。

消渴丸

药物组成： 葛根、地黄、黄芪、天花粉、玉米须、南五味子、山药、格列本脲。

煎制方法： 以上八味，葛根、地黄、玉米须、天花粉加水煎煮5小时，滤过，滤液浓缩至适量；黄芪、南五味子、山药粉碎成细粉，与上述部分浓缩液拌匀，干燥，粉碎，过筛，混匀，用剩余浓缩液制丸，干燥，加入格列本脲，用黑氧化铁和滑石粉的糊精液包衣，制成丸，即得。

服用方法： 口服。每次5～10丸，每日2～3次。饭前用温开水送服。

专家解析： 方中黄芪补气升阳，布津摄液；地黄滋肾养阴，清热生津；天花粉清热泻火，生津止渴；山药补脾益肾养阴；五味子敛肺滋肾，生津止渴；玉米须清热利尿消肿；葛根升阳布津，生津止渴；格列本脲为降血糖的西药。本方中西合用，共奏滋肾养阴益气生津之功。

葛根

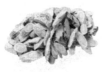
黄芪

天花粉

南五味子

口服　　一次6～9克　　一日2～3次

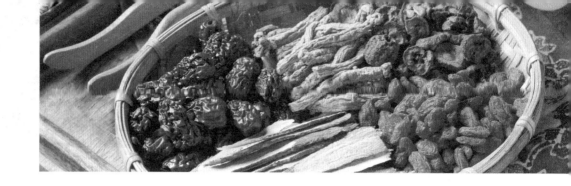

肾阴虚，男子遗精早泄——六味地黄丸

六味地黄丸用于治疗肾阴虚，具有滋阴补肾、益气生津的功效。临床常用于治疗肾阴亏损、头晕耳鸣、腰膝酸软、骨蒸潮热、盗汗遗精、消渴等症状。

六味地黄丸

药物组成： 熟地黄24克，吴茱萸、山药各12克，牡丹皮、茯苓、泽泻各9克。

煎制方法： 以上六味，粉碎成细粉，过筛，混匀，炼蜜为丸，如梧桐子大。

服用方法： 每服3丸，空腹温开水送下。

专家解析： 熟地黄可滋肾填精；山萸肉养肝肾而涩精；山药可补益脾肾而固精；三药同用，以达到三阴并补之功；并配以茯苓淡渗脾湿，助山药之益脾，且防山药敛邪；泽泻清泄肾浊，防熟地之滋腻敛邪，且可清降肾中虚火；牡丹皮清泄肝火，制山萸肉之温，且防酸涩敛邪。六味药合用，三补三泻，大开大合，使滋补而不留邪，降泄而不伤正，乃补中有泻，寓泻于补，相辅相成之剂。

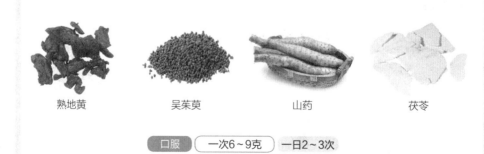

| 熟地黄 | 吴茱萸 | 山药 | 茯苓 |

口服　　一次6~9克　　一日2~3次

CHAPTER 6

血瘀体质——长斑

血瘀体质是以体内血液运行不畅或瘀血内阻为主要特征的状态。古人云："通则不痛，痛则不通。"血瘀体质会导致有些人皮肤不知不觉地出现青紫色瘀斑、有些人长痘痘后痘印不退。让我们在此章节一起学习如何辨别血瘀体质，如何进行调理。

血瘀体质的人会有哪些表现

面部长斑

血瘀体质的人最容易出现面部色斑沉着，同时伴有面色晦暗、口唇发暗、眼睛浑浊、"红丝盘睛"、肤质粗糙、有皮屑、干燥，甚者如鱼鳞。血瘀体质的人，尤其是女性，面部常常难以保持干干净净，整体看起来没有清爽的感觉，且易患痤疮，以难以透脓的暗紫小丘疹或结节为主的痤疮为主，因此也较容易在面部留下难以消散的暗印和色斑素。这是由于血瘀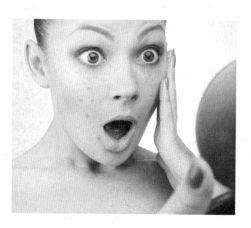体质的人血液不归正经，瘀滞于体内，失于濡养所造成的。此外，血瘀体质的人皮肤较为干燥，且常引起瘙痒，中医认为这是风，"治风先治血，血行风自灭"，瘙痒是血脉不畅通在皮肤上的反映，治则"祛风先活血，血活风自灭"。

体形消瘦

血瘀体质的人以形体偏瘦者居多。"瘀血不去，新血不生"，体内微循环不畅通，直接影响组织营养，就算日常吃得不少，也到不了该去的地方发挥营养作用。而且由于下游产生瘀滞，运行不畅，时间久了还会使食欲受到影响。

容易脱发

血瘀体质的人脱发严重，且难以治疗。瘀血阻碍体内微循环的顺利进行，一旦毛囊血管被堵塞，整个毛囊就会萎缩，进而导致容易脱发。发为血之余，只要体内血液流通不畅，就会出现这种状况。

情志方面

血瘀体质的人在情志方面主要表现为表情抑郁、呆板，面部肌肉不灵活，容易健忘，记忆力逐步下降，这是血瘀导致机体濡润滋养不够所致。同时，血瘀体质的人还会因为肝气不舒展，表现得较为暴躁心烦。

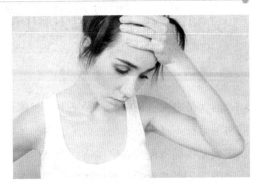

身体刺痛、瘀青

中医认为："通则不痛，痛则不通。"血瘀体质的人由于血行迟滞不畅，滞于脏腑、经络时，就会出现疼痛，主要表现为刺痛，且疼痛部位固定不移、拒按，得温不减。女性经期容易出现痛经，男性身上多处有瘀青，身上的疼痛证在夜晚加重。这都是血瘀的缘故，血瘀体质之人容易在身上发现瘀青，这些无故出现的瘀青也是血瘀体质者的特征之一。这都是因血液流动缓慢或停滞而导致的。此外，气血流动不畅还会造成气血供应不足，进而导致精神状态不佳，出现抑郁、失眠等症状。

容易衰老

血是人体最大的滋养源，一旦失去了这种滋养作用，生命的痕迹就会慢慢减退，即没有气血者会很快衰老，这也是血瘀体质者的特征之一。

血瘀体质的人血液流通不顺畅，不能正常供应血液，身体因得不到新鲜血液的滋养，导致了新陈代谢逐渐缓慢，我们身体的各个器官也就慢慢老化了，自然也就出现了衰老的迹象。如果这时才开始进食补品，这非但毫无起色，甚至还会出现反面效果，这是因为他们体内有瘀血，越补就会使血瘀越严重。治疗的关键是化瘀。

总而言之，如果一个人脸色不太好，不但面色晦暗，皮肤偏暗，还经常出现瘀斑，眼眶暗黑，嘴唇暗淡甚至发紫，皮肤总是干干的，面部有斑点沉着，那么，就有可能是血瘀体质者。

为什么会出现血瘀体质

血瘀是中医辨证中的一种证型，身体里的血液运行不畅，或有瘀血内阻，这种体质状态就是我们所说的血瘀体质。血瘀体质是一种埋藏了很多危险因素的体质，高血压、冠心病、肿瘤等都和血瘀体质有着千丝万缕的联系。

然而血瘀体质是怎么形成的呢？以下的内容可以帮助我们了解血瘀体质形成的原因。

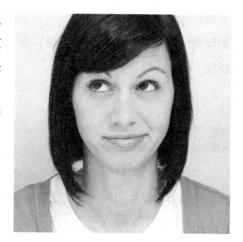

1. **七情不畅**：就是中医上常说的气滞血瘀。气滞则血行不畅，气虚则血运无力。多由于肝主疏泄喜条达，若长期抑郁，则肝失疏泄，气机郁滞，"气行则血行，气滞则血瘀"；或恼怒过度，肝郁化火，血热互结，或血热煎熬成瘀；"心主血脉"，"脾统血"，思虑过度，劳伤心神，易致心失所养，脾失统摄，血液运行不畅或血溢脉外不能消散而成血瘀。

2. **寒冷刺激**：天气骤冷，或久居寒冷地区，寒邪侵袭人体，由于寒主收引，经脉蜷缩拘急，血液停滞不行，即成寒凝血瘀。

3. **年老体弱**：脾胃虚损或肾阳虚衰，气虚鼓动无力，血液运行不畅，血液瘀滞，即气虚血瘀。

4. **久病不愈**：久病入络，导致血脉瘀阻，血行不畅；久病正气亏损，"气不摄血"，血行脉外，不能消散，日久而成血瘀。

5. **外伤**：刚受到撞击伤害时，组织会因外力过大造成断裂，包括皮下脂肪、微血管、小静脉，小动脉等，严重时会连肌肉与神经都受到伤害，如果皮肤没有破裂，就会以瘀血的状态表现出来。

血瘀体质的舌象变化

 TOP 01 **舌色暗红有裂纹，苔黄腻** ——痰瘀伤阴

此类舌象舌质暗红，舌上有裂纹，有一层黄腻苔。这种舌象多见于痰浊瘀滞，经脉不畅，瘀血内停日久，而伤及阴液之人。因痰浊致病以中下焦为主，所以大多人的病理表现以中下焦为主。伴有下肢静脉曲张、皮肤发暗、皮肤发痒、小便不利、口渴等症状。

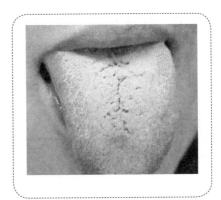

 自我调理

1. 这类型的患者不要摄入过多的脂肪，油炸及肥肉类的食物要少吃。

2. 饮食应低糖、低盐、高纤维为主，如芹菜、笋、菠菜等蔬菜类。保证充足的水分摄入，但是尽量不要喝饮料。

3. 这种舌象的患者平时尽量避免久站或久坐，要常常把脚抬高。

4. 要保持体形，且经常活动下肢，避免腿处于僵硬的状态。

5. 如若条件允许，可在瘀血明显的脉络进行点刺放血。注意此方法不能自行使用，应在医师指导下操作。

TOP 02 **舌紫暗**——胸痛心血瘀阻

这类舌象舌色紫暗，舌苔薄白，舌体适中，舌尖上有瘀斑和散在的瘀点。多由于心血瘀阻，血脉凝滞，血行不畅而致舌色紫暗；而脉络不通、心失之所养而出现舌尖上有瘀斑、瘀点。伴有心胸憋闷疼痛，疼痛固定不移，夜间尤甚，口、唇、爪甲青紫等。

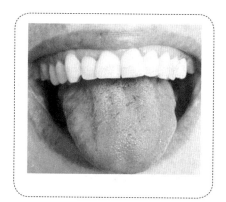

自我调理

1. 宜多食辛温宣化、通气活血之品，如葱、蒜、香菜、红萝卜、红枣、韭菜等。

2. 多吃蔬果，合理搭配膳食，注意营养摄入充足。

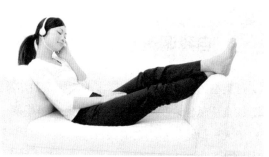

3. 忌油腻，如肥肉等；忌吃生冷食物，如海鲜等；忌不易消化的食物，忌烟酒。

4. 胸痛的患者要注意休息，防止疲劳，调节好自己的情绪，保持乐观的心态，避免紧张情绪及不良刺激。

5. 掌握自我排解不良情绪的方法，如转移法、音乐疗法、谈心释放法等。

6. 要适度地锻炼身体，注意保暖，不要受寒。保持大便通畅，必要时遵医嘱给予缓泻剂。

7. 按摩可选用巨阙、膈俞、心俞、膻中、内关等。

舌色紫暗，苔白腻——痰瘀互结

这类舌象舌色紫暗，一般舌面分布着两条竖向的白腻苔。多由于痰湿凝结，导致血不畅行而瘀结于内所致。伴有局部肿块刺痛，或肢体麻木、痿废、胸闷多痰，或痰中带紫暗血块，口唇暗紫等。

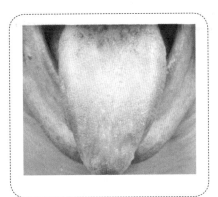

自我调理

1. 可以吃些化痰祛瘀的食物，如山药、薏苡仁、扁豆、黑米、红枣、莲子、核桃等。针对患者的情况可给予化痰散结的食物，如黑木耳、海带等。
2. 饮食忌辛辣刺激的食物，忌肥甘厚腻的食物，忌饮烈酒、浓茶、高浓度饮料。
3. 此类人要注意保持心情舒畅，避免产生焦虑、抑郁的心情，容易加重病情。要保持一定量的运动。
4. 按摩可选用脾俞、胃俞、膈俞、足三里、中脘等。

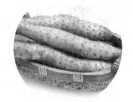

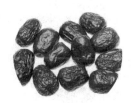

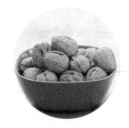

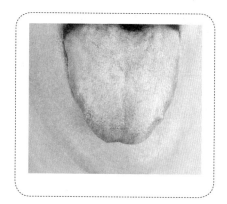

TOP 04 舌青紫，有瘀点或瘀斑 ——有瘀血

这类舌象舌色青紫，舌苔薄白，舌上有紫色状的点状分布。此类舌属于瘀血阻络、气血郁滞的舌象。在临床上，多有胁肋疼痛，面色萎黄而暗，倦态无力，脘腹胀满，甚至脘腹胀大、皮肤苍黄、食欲缺乏等症状。

自我调理

1. 宜吃促进伤口愈合的食物，富含优质蛋白质的食物，抗菌消炎的食物。如柠檬、苹果、芦荟、牛奶、白菜、瘦肉等。

2. 忌烟酒，辛辣刺激、油煎、烧烤等食物不宜食用，少吃动物内脏。

3. 要注意培养乐观的情绪，精神愉快则气血和畅，血液流通，有利于瘀血的改善。

4. 少量饮用一些红葡萄酒可以活血化瘀，另外可以吃山楂、韭菜、红糖、醋之类的食物。

5. 按摩可选用内关、外关、膈俞、足三里、血海等穴位。

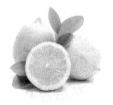
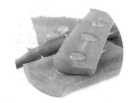
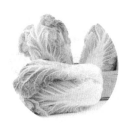

TOP 05 紫暗舌——瘀阻胞宫

此类舌象舌质暗淡，颜色呈现紫色，舌苔薄白，舌边或有瘀点、瘀斑。多由于瘀血阻络，引起冲任失调，阻滞胞宫所致。伴有小腹刺痛，疼痛固定不移、拒按，或有肿块，或月经后期、量少，经色紫暗夹块，或闭经，或崩漏等症状。

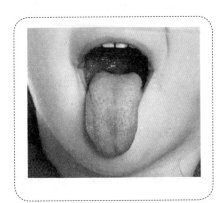

 自我调理

1. 可食用活血的食物，肉类与汤类可多吃。
2. 可以常吃猪心、牛肉、羊肉、鱼、海参等，黑豆跟绿豆可以多吃，蔬菜类食物可以选茄子、空心菜、洋葱、香菇、藕、海带等。
3. 忌烟酒，不要胡乱食用辛辣动火的食物，忌高脂肪、生冷的食物。
4. 保持心情的愉快是必要的，过于焦虑、紧张的心情会影响女性月经的正常规律。
5. 可以适当地做一些运动，如走路、慢跑、跳舞等。
6. 按摩可选用肝俞、血海、中极、地机、膈俞等。

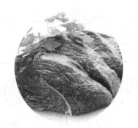 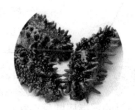 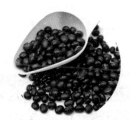

血瘀体质常用穴位养生

合谷——活血调经功效良

　　合谷，也叫虎口。合，会合之意；谷，山谷之意。该穴在拇指和食指的指尖相合时，在两指骨间有一处低陷如山谷的部位，所以名"合谷"。合谷为大肠经的原穴，有镇静止痛、通经活络、清热解表的作用。《四总穴歌》有"面口合谷收"的说法，意为合谷可治疗头、面、口部的疾病。

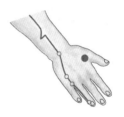

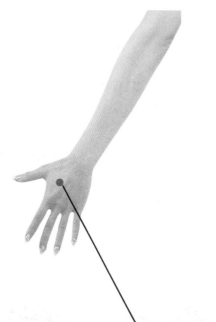

简便取法：伸臂，拇指、食指张开，以一手拇指间横纹，放在另一手拇指、食指指尖的指蹼缘上，屈指，拇指指尖所指之处，按压时有酸胀感即为本穴。

标准定位：位于手背，第一、二掌骨间，当第二掌骨桡侧的中点处。

保健方法

按压合谷要左右手交叉进行，右手的拇指屈曲垂直按在左手的合谷上，作一紧一松地按压，频率约为2秒1次，即每分钟30次左右。按压的力量需要较强，穴位上面要求出现酸、麻、胀，甚至有窜到食指端和肘部以上的感觉（即"得气"现象）为好。

血海——既活血又补血

　　血，人体有营养作用的红色液体。海，是大的意思。血海指本穴为脾经所生之血的聚集之处。本穴物质为阴陵泉穴外流水液气化上行的水湿之气，为较高温度、较高浓度的水湿之气。女子月经与血密切相关，血虚、血瘀都可以引起月经不调等妇科疾病。而血海可以健脾化湿、调经统血，所以能治疗与月经相关的疾病，以及其他的妇科病。

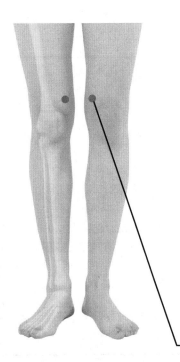

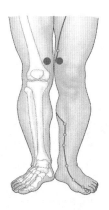

简便取法： 坐位，将腿绷直，在膝盖内侧会出现一个凹陷的地方，在凹陷的上方有一块隆起的肌肉，肌肉的顶端就是血海穴。

标准定位： 位于大腿内侧，髌底内侧端上2寸，当股四头肌内侧头的隆起处。

保健方法
每天上午的9:00～11:00，是脾经经气运行最旺盛的时候，人体的阳气也正处于上升趋势，这时候按揉效果最好。用拇指按揉血海，每侧3分钟，要掌握好力道，不宜大力，只要能感觉到穴位有微微的酸胀感即可。

TOP 03 膈俞 ——活血化瘀第一穴

　　膈，心之下、脾之上，膈膜也；俞，输也。"膈俞"的意思是指膈膜中的气血物质由本穴外输膀胱经。膈俞穴属足太阳膀胱经，还是八会穴之血会，临床被广泛应用于多种与血相关病症的治疗。膈俞具有活血化瘀、化痰化浊的功能，经常刺激膈俞，可调节脏腑器官的功能活动，特别是对内分泌代谢系统疾病有显著的疗效。膈俞不仅可以防病祛病、保健养生，还能加速血液流通，是活血化瘀的重要穴位。

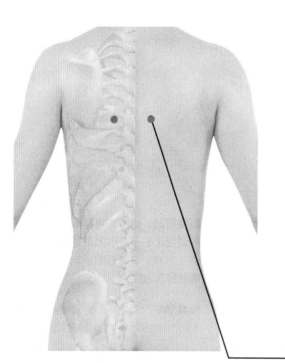

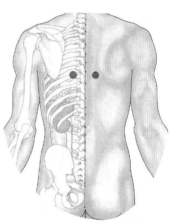

简便取法： 俯卧位或正坐位，两手自然下垂，两肩胛下焦连线与正中线交点即为第7胸椎棘突，棘突下凹陷旁开2横指即为本穴。

标准定位： 位于背部，当第七胸椎棘突下，旁开1.5寸。

保健方法
双手拇指指腹分别按揉两侧的膈俞穴。按揉的手法要均匀、柔和，以局部有酸痛感为佳。早晚各1次，每次按揉2～3分钟，两侧膈俞穴同时按揉。

肝俞 ——气行则血行

本穴归属于足太阳膀胱经，为足太阳膀胱经循行路线上位于背部的背俞穴之一，背俞穴适用于治疗相应的脏腑病症及有关的组织器官病证，中医认为肝藏血，如同"血库"一般，能够贮藏一定的血液，以供人体活动所需，发挥其濡养脏腑组织、维持相应功能作用。肝俞还具有行气的作用，气行推动血的运行，起到补血消瘀的作用。

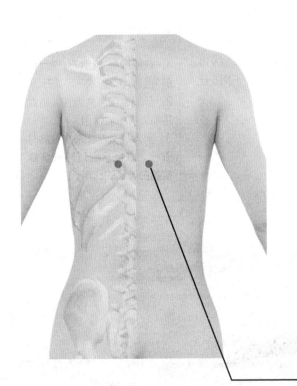

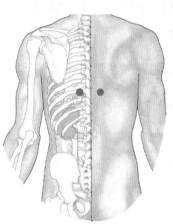

简便取法：坐位或俯卧位，两肩胛骨下缘连线中点为第7胸椎，再向下数2个棘突为第9胸椎棘突，棘突下凹陷旁开2横指（食指、中指并拢）处即为本穴。

标准定位：位于背部，第9胸椎棘突下，旁开1.5寸。

保健方法
用双手拇指指腹用强压法按压肝俞，指压时，挺胸一边缓缓吐气一边往下按压，停留几秒，然后缓缓松开，如此重复20次。也可按住小幅度做旋转运动，由轻到重，以自己能承受为度。

血瘀体质之人膳食调理方

玫瑰花益母草茶——行气活血又美颜

玫瑰性温，味甘、微苦，归肝、脾经，具有和血、行血、理气的作用。

益母草性凉，味苦、辛，归心、肝、膀胱经，具有活血、祛瘀、调经、消水的作用。

两者合用，可活血养颜、利尿消肿、化瘀补气。

原料 | 干玫瑰花3朵，益母草3克，蜂蜜少量。

制作

往茶杯里倒入开水，要八分满，然后依次放入玫瑰花和益母草，再放入蜂蜜，搅拌调匀，盖上盖子闷5分钟即可。

温馨小提示

1. 夜晚睡前饮用，女性月经前1周饮用，每次300毫升。

2. 孕妇、糖尿病患者、肠胃功能弱者不要饮用。

3. 调入蜂蜜要在茶水温热时进行，以免水温过热破坏蜂蜜美白养颜的作用。

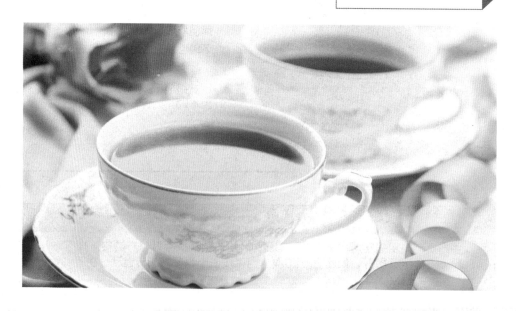

当归三七乌鸡汤——补气血、调经带、养容颜

当归性温，味甘、辛，归肝、心、脾经，具有活血止痛、补血调经、润肠通便等功效。

三七性温，味甘、微苦，归心、肝、脾经，有化瘀止血、消肿止痛的功效。乌鸡性平，味甘，归肝、肾经，有活血化瘀、利水消肿等功效。

当归三七乌鸡汤具有活血化瘀、补虚温中等功效，可调理和改善瘀血体质。

原料 ┃ 乌鸡1只，当归15克，三七5克，生姜1块，盐适量。

制作

①将当归和三七放进清水中浸泡清洗；将乌鸡清洗干净；生姜洗净，切片备用。

②将当归、三七、姜片和乌鸡放入锅中，加入适量盐，清水淹过乌鸡，然后用大火蒸3小时，待鸡肉熟烂后即可食用。

养生小贴士

新鲜的乌鸡鸡嘴干燥，富有光泽，口腔黏液呈灰白色，洁净没有异味；乌鸡眼充满整个眼窝，角膜有光泽；皮肤毛孔隆起，表面干燥而紧缩；肌肉结实，富有弹性。

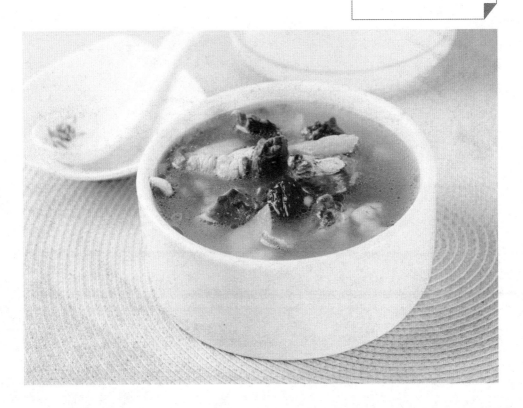

川芎天麻鱼头汤——预防脑血管疾病

川芎性微温，味辛，归肝、胆、心包经，具有活血行气、祛风止痛等功效。

天麻性平，味甘，归肝经，有熄风止痉、平抑肝阳的功效。鱼头肉质细嫩，营养丰富，有助于降低血脂，还能延缓衰老。

川芎天麻鱼头汤具有行气活血、祛风止痛等功效，可预防脑血管疾病。

原料 │ 鱼头500克，天麻、川芎各5克，大枣、枸杞各3克，生姜、食用油、盐各适量。

制作

①洗净鱼头，沥干水分备用；大枣去核，枸杞、天麻、川芎洗净备用；生姜洗净，切片备用。

②先起油锅，放入鱼头煎至两面呈金黄色。往炖锅内放入天麻、川芎、大枣和姜片，加入鱼头和适量凉开水，盖上盖，文火炖两个半小时，加入适量枸杞再炖5分钟，加入盐调味即可。

温馨小提示

1. 制作时切记红枣要去核，不去核的话比较燥热。
2. 注意川芎、天麻不可多放，以免药味过重影响味道。

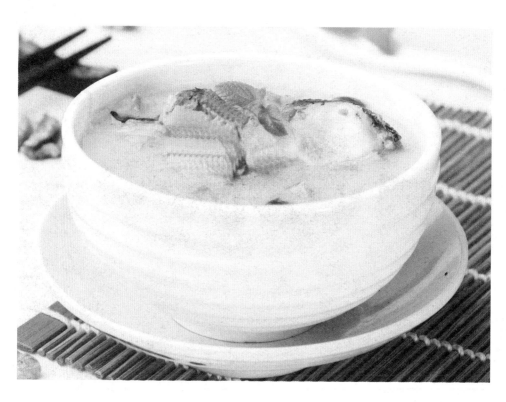

红花桃仁粥——活血调经疗效好

红花性微温，味辛，归心、肝经，具有活血化瘀、通经活络等功效。

桃仁性平，味苦，归心、肝、肺、大肠经，有活血祛瘀、润肠通便的功效。

红花桃仁粥具有活血通经、祛瘀止痛等功效，可辅助治疗气滞血瘀经闭、月经不调及冠心病、心绞痛、高血压等疾病。

原料 ｜ 桃仁10～15克，红花6～10克，粳米50～100克，红糖适量。

制作

①将桃仁捣烂如泥，与红花一并煎煮，去渣取汁。

②将汁液同粳米煮成稀粥，加红糖调味。

温馨小提示

1. 桃仁的用量不宜过大，平素大便稀薄者不宜食用本品。
2. 挑选桃仁以饱满、种仁白、完整为佳。

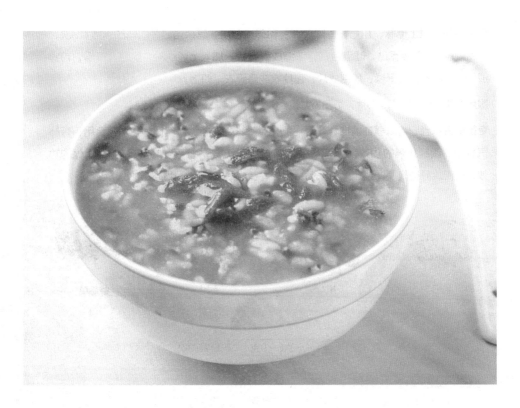

血瘀体质易发病症调理中成药

身疲乏力，少气懒言——调经止痛片

调经止痛片用于治疗气虚血瘀，具有补气益气、活血行血的功效。临床常用于治疗气虚血瘀所致的月经不调、痛经、产后恶露不绝、行经小腹疼痛、产后恶露不净。

> ### 调经止痛片
>
> **药物组成：**当归320克，川芎、泽兰、香附（炒）各80克，党参、益母草、大红袍各213克。
>
> **煎制方法：**以上七味，川芎、香附、泽兰粉碎成细粉，其余当归等四味加水煎煮3次，每次2小时，煎液滤过，滤液合并，浓缩成稠膏状，加入上述细粉，混匀，干燥，粉碎成细粉，制颗粒，干燥，压制成片，包糖衣或薄膜衣，即得。
>
> **服用方法：**口服。每次6片，每日3次。
>
> **专家解析：**当归可以养血活血、调经止痛；党参甘平，能够益气健脾；两药合用，有补气养血、调经止痛的功效；川芎、益母草、大红袍、泽兰有活血化瘀、调经止痛的功效；香附疏肝理气、调经止痛；七药合用，有益气活血、调经止痛之功效。
>
>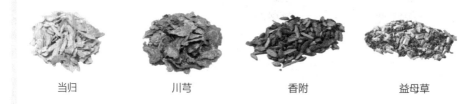
>
> | 当归 | 川芎 | 香附 | 益母草 |
>
> 口服　　一次6～9克　　一日2～3次

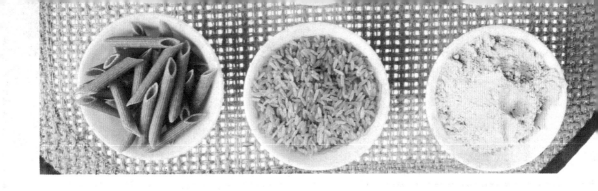

阴液亏虚，胸部刺痛——麝香保心丸

麝香保心丸用于治疗阴虚血瘀，具有芳香温通、益气强心的功效。临床常用于治疗心肌缺血所致的心绞痛、心肌梗死等疾病。

麝香保心丸

药物组成：人工麝香、人参提取物、牛黄、肉桂、苏合香、蟾酥、冰片

煎制方法：以上七味，除苏合香外，其余六味共研成细粉，以苏合香加适量白酒制丸，干燥，即得。

服用方法：口服。每次1~2丸，每日3次。

专家解析：人工麝香能活血化瘀、开窍止痛；人参能益气行滞；肉桂可温阳通脉；蟾酥可缓解开窍之痛；苏合则芳香温通；人工牛黄可开窍醒神；冰片可开窍止痛。七药合用，能够起到芳香温通、开窍止痛、益气强心的功效。

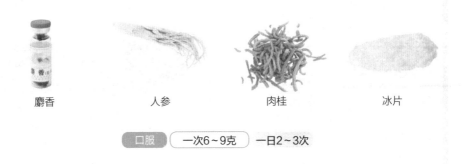

| 麝香 | 人参 | 肉桂 | 冰片 |

口服　　一次6~9克　　一日2~3次

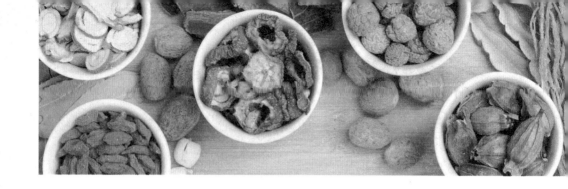

长久性的腹痛——少腹逐瘀胶囊

少腹逐瘀胶囊用于治疗气滞血瘀导致的疼痛，具有活血祛瘀、行气止痛的作用。临床上常用于治疗月经不调、产后腹痛、白带异常、腰痛等。

少腹逐瘀胶囊

药物组成： 当归、地黄、牛膝、红花各81克，炒桃仁108克，赤芍、麸炒枳壳各54克，柴胡、甘草各27克，桔梗、川芎各40克。

煎制方法： 以上十一味，取炒桃仁半量、当归、赤芍、麸炒枳壳、川芎、柴胡，粉碎成细粉，过筛，混匀；其余五种草药及剩余炒桃仁加水煎煮3次，过滤，滤液合并，浓缩成稠膏，与上述粉末混匀，制成颗粒，干燥、粉碎、过筛，装入胶囊，制成粒，即得。

服用方法： 口服。每次6粒，每日2次。一个月为一个疗程。

专家解析： 方中当归、川芎、赤芍、桃仁、红花活血化瘀；牛膝祛瘀血，通血脉，引瘀血下行；柴胡疏肝解郁；桔梗开宣肺气，载药上行，与枳壳一升一降；开胸行气；生地、当归能养阴润燥，祛瘀而不伤阴血；甘草调和诸药。合而用之，使瘀去气行，则诸症可愈。

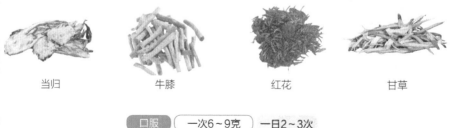

| 当归 | 牛膝 | 红花 | 甘草 |

口服　　一次6~9克　　一日2~3次

CHAPTER 7

气郁体质——忧郁

　　气郁体质者平素性情急躁易怒，或忧郁寡欢，一旦生病往往发为胸胁胀痛、胃脘胀痛、头晕目眩等气机郁滞之症。中医认为，气郁多由忧郁烦闷、心情不舒畅所致。跟我们在此章节一起学习如何辨别气郁体质，如何进行调理。

气郁体质会有哪些表现

　　气郁体质其实就是由于长期情志不畅、气机郁滞而形成的，以形体消瘦、不住地叹息、身体闷胀、睡眠不佳、食欲下降、大便发干、性格内向不稳定、忧郁脆弱、敏感多疑等为主要表现的体质状态。在现实生活中，气郁体质之人主要有以下几种表现：

形体消瘦

　　气郁体质的人心细敏感，每天的神经都很紧张，时常郁结，身体的潜在消耗极大，所以体形一般偏高、偏瘦、偏弱，身体单薄得像风中的弱柳，且时常兼有气虚和阳虚的特征。

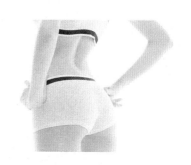

经常发出叹息声

　　时常不住地唉声叹气是气郁体质最具代表性的特征之一，中医称之为"善叹息"。气郁体质的人气机瘀滞，时常会有不舒服的感觉，幸福指数自然就会降低，无意识的叹息能够舒展生机，因此气郁体质的人时常不住地叹息。严重时会感觉喉间有异物，吐不出来，这是气机瘀滞、不顺畅、聚集在喉部的表现。

体内闷胀不适

　　气郁体质的人，身体总会有一种闷胀或隐隐作痛的感觉。喉间有异物感，吞不下去也吐不出来，这是由于肝经经过喉咙，稍微有点肝气不顺，气则容易"堵"在此处。一旦气体吐不出去，胸口和肋下也总感觉有一团气，令人无法放轻松。女性在月经前若感觉有比较明显的乳房胀痛和少腹胀痛，这种情况可能就是气郁体质。

睡眠不佳

气郁体质者因为阴阳之气运行不畅,出阳出阴也不顺,再加上这类人内心细腻,晚上躺在床上,即使身体很疲惫了,脑子却还是没有目的、没有焦点地空转,外界声音对其影响极大。尤其是深夜时候,气郁体质人却似乎能听到心脏突然的狂跳声和耳畔小动脉中的血流声。无论什么声音都会在他们的耳边无限放大,因此他们的睡眠质量会持续下降甚至会失眠。

食欲下降

气机郁滞导致人体腹部常有闷胀感,脾胃的消化功能变差,即使是面对美味佳肴,也提不起半点食欲。

大便发干

气郁体质的人由于体内气机郁滞,不能推动粪便排出体外,在肠道停留的时间延长,水分就会被吸收得多一些,粪便则更为干燥。

情绪不稳定

中医认为,"肝为将军之官,谋略出焉"。常常陷入自我思绪,苦思冥想的气郁体质人最耗肝血。而肝属木,需要有"水",也就是阴血的滋养。阴血不足,肝就会因为过于"干燥",导致情绪也变得容易嗔怒。但是由于气机郁结堵塞,让他们的嗔怒又无力爆发,最终还是憋在自己的心里面,苦苦地自我折磨。郁闷、不开心是气郁体质的人最典型的症状。这种人对精神刺激的承受能力较差,内心细腻,容易起疑心,情绪变化不稳定,在与人交谈时,上一秒可能笑逐颜开,下一秒却很可能无法控制地突然陷入静默,甚至感到不愉快。

头痛眩晕

当气郁体质者体内郁结的气体逆行之时,再加上平时急躁易怒,易于激动或忧郁寡欢、胸闷不舒,很容易导致头痛眩晕。

为什么会出现气郁体质

气郁体质，顾名思义，总会感觉莫名其妙的心情不好，或坐卧不安，或过于敏感，尤其是在阴雨季节，心中便会有三分压抑，也许只是一点鸡毛蒜皮的小事，就会致使情绪失控。不仅如此，这种体质者的食欲非常差，睡眠质量也不好，一般都很难入睡，即使入睡以后，也会睡得很浅，一点点小动静便会惊醒。

气郁体质是如何形成的？不可否认，气郁体质与我们的性格有着莫大的关联，因此，气郁体质所引发的病症也大多与自己的情绪有关，大致可以分为以下几类。

先天禀赋

决定体质形成和发展的主要内在因素是遗传，气郁体质的先天禀赋因素有以下两个方面：其一，禀受父母遗传之体，即父母为气郁体质，其子女就会因先天禀受而气郁与之俱生，亦表现为气郁体质；其二，胎禀气郁不畅之质在母体妊娠时，由于调养不当，亦影响胎儿的体质状态，如其母饱受惊恐、郁怒不畅，致使胎儿气机失畅等。

后天因素

1. 情志失调，气机运行不畅，长期处在愤怒、忧郁、思虑等情绪状态，导致脏腑功能失调，逐渐演变为抑郁体质。

2. 生活过于安逸，养尊处优，运动不足，使得机体气机不畅，或生活压力过大，长期伏案工作，久坐导致气机不畅，日久生郁。久病未愈，或病后调理不当，导致气机阻滞，或因病情迁延，导致忧郁不快。

3. 生活工作方面压力过大，过度要求完美。

4. 多数和幼年时期曾经经历过比较大的生活事件刺激有关系，如父母离异、父或母早亡、寄人篱下等，自信心倍受打击，那时自我调节能力比较差，受到打击无法自我调整就会产生气郁。

气郁体质的舌象变化

 舌暗淡，苔薄腻 ——肝郁脾虚

这种舌象舌质淡，色偏暗，舌体有轻微胖大，舌面上有一层薄薄的腻苔。多由于忧思伤脾，伤肝则肝郁气机不畅，导致脾虚水化不利所致此类舌象，伴有乏力、精神不济、心情烦躁以及头昏蒙等症状。

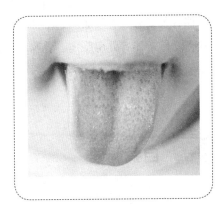

 自我调理

1. 可以适当地吃一些有利于行气的食物，如萝卜、花椒、葱、姜等。多吃蔬菜，有助于疏肝理气。
2. 脾气虚弱可多食五谷杂粮健脾，如薏苡仁、白扁豆，这两种既是食物，又是中药，性平，可以长期食用。
3. 少吃生冷、油腻、黏滞的食物，忌吃甜食。
4. 改善居住环境，放松心情，缓解压力。
5. 适当的户外运动可以有助于调节肝气，舒畅气机。
6. 按摩可选用膻中、期门、肝俞、脾俞、太冲、阴陵泉等。

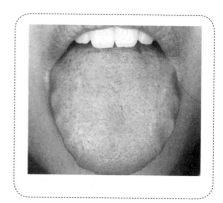

TOP 02 舌暗淡胖大——气滞血瘀

　　此类舌象舌色暗淡，舌体胖大，两边或有隐隐的齿痕，舌苔薄白，这种舌象在正常的舌象中有时也会出现。多由于气滞日久，不能推动血液运行，瘀而不化所致。在临床上，这类患者多有长期的精神压抑史，同时伴有善太息、脘腹胀满、咽部异物感等症状，女性常伴有乳房胀痛、乳腺增生、子宫肌瘤等妇科疾病。

 ## 自我调理

1. 可适量食用白萝卜、柑橘、大蒜、生姜、茴香、桃仁、桂皮、丁香、黄酒、红葡萄酒等。

2. 气滞血瘀体质少吃盐和味精，避免血黏度增高，加重血瘀的程度。

3. 忌吃甘薯、芋头、蚕豆、栗子等容易胀气的食物。

4. 忌多吃肥肉、奶油、鳗鱼、蟹黄、蛋黄、鱼子、巧克力、油炸食品、甜食，防止血脂增高，阻塞血管，影响气血运行；不宜吃冷饮。

5. 缓解压力、放松心情是最重要的调理方法。规范作息，生活有规律。

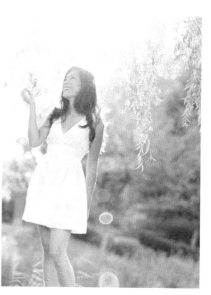

6. 尽量避免淋雨、涉水、喝冰凉的饮料，适当的户外运动有助于心情放松。

7. 按摩可选用膻中、期门、太冲、三阴交、血海等。

TOP 03 舌暗红，苔薄白——月经不调

此类舌象舌质暗红，舌苔薄白，有时舌的边缘有散在的瘀点。多由于长时间的精神压抑、精神紧张或遭受重大精神刺激导致肝气郁结，冲任失调所致。临床上常伴有月经来临之前身体不适，胸胁肋、乳房、少腹胀痛，月经量时多时少，色红有块，伴有脘闷纳呆、善太息等。

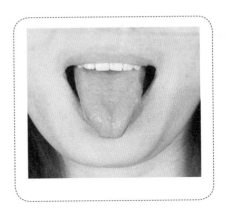

 自我调理

1. 多吃能够疏肝理气的食物，如小麦、佛手、香菜、槟榔等。
2. 要多吃清肝泻热的食物，如苦瓜、西红柿、绿豆、芹菜、白菜、包心菜、油菜、丝瓜、李子、青梅、山楂等。
3. 应戒烟限酒，忌食甘肥辛辣的食品。
4. 玫瑰花有收敛作用，便秘者不宜饮用。
5. 生活中要注意与他人交流互动，找到自己的爱好和所长。保持生活规律，心情开朗。
6. 按摩可选用中脘、支沟、太冲、三阴交。

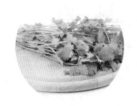
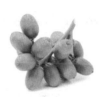
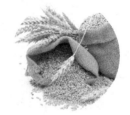

TOP 04 白腻苔——肝郁痰浊

此类舌象舌色淡红，舌质有点暗，舌中分布很厚的白腻苔。这多由于气机郁滞，影响肝的疏泄，水谷精微与水湿不能输布，久聚而生痰，痰湿阻络所致。临床上常伴有眩晕、咽喉有异物感、胸闷呕恶、胁肋胀满、食欲缺乏等。

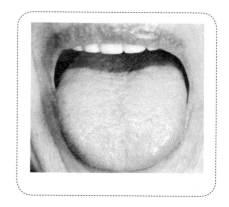

自我调理

1. 饮食宜清淡而富有营养，可多食水果、蔬菜，如绿豆、赤小豆、西瓜、冬瓜等食物，可祛痰化湿；可经常食用海带，使用加碘食盐。

2. 正确对待各种事物，树立信心，避免忧思郁怒，防止情志内伤，是防治郁证的重要措施。

3. 少吃肥腻食品、甜味品，以保持良好的消化功能。忌食辛辣走窜性食物。

4. 居室应整洁，空气新鲜，光线柔和，保持环境安静，用窗帘遮住太阳光，勿使直射。

5. 更为重要的是要养成良好的生活习惯及健康的生活方式。

6. 按摩可选用中脘、膻中、内关、丰隆、足三里等。

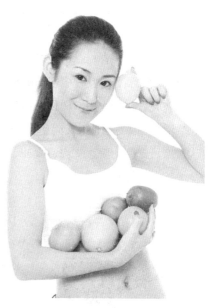

TOP 05

舌暗胖，苔腻 ——气郁痰瘀

此类舌象舌色暗淡，舌体胖大，舌边微有齿痕，舌中部有一层腻苔。这多见于肝气不舒，日久生郁，肝气横逆犯胃，影响中焦而产生痰浊的情况。临床上常伴有肠胃不适、便溏或者便秘、食少、易怒不安等症状。

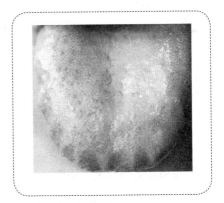

 ## 自我调理

1. 气滞为主要发病原因，可多食用行气类的食物。如萝卜、花椒、葱，还有绿色蔬菜等，可以帮助疏肝理气。

2. 可食用薏苡仁、山药、小米、绿豆、白扁豆类食物健脾利湿。

3. 对于郁证来说，调整心情是第一位。要注意适当锻炼，多接触大自然和轻松愉快的事情。

4. 要注意饮食，不要吃太多难以消化的食物，加重肠胃的负担。

5. 按摩可选用丰隆、足三里、膈俞、颊车、地仓等。

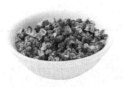 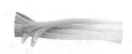 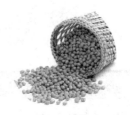

气郁体质常用穴位养生

太冲——调控肝经气机

太冲是足厥阴肝经的输穴和原穴，五行属土。太，古作"大"，亦作"泰"，同大而有加甚之义；冲，有冲要、通道之义。冲与冲通，故太衡亦太冲之意。"太冲莫胜"是极其清净和谐、阴阳调和之境界。肝在时为春，无冬之寒、夏之热与秋之肃杀，有太冲之义焉。肝藏血，主情志，情志异常大多与肝有关，所以太冲穴有调节不良情绪、保持情志舒畅的功效。

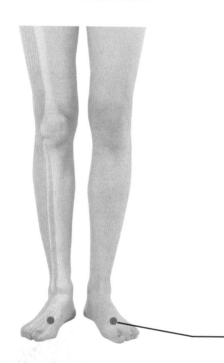

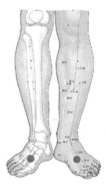

简便取法： 坐位或仰卧位，由第1/2足趾间缝纹头向足背推，至第1、2结合部前方，可感觉到一凹陷处，即为本穴。

标准定位： 位于足背部，第1、2跖骨结合部之前凹陷处。

保健方法
用拇指指腹按压太冲，用点按的方法，按压6分钟即可。按压时的力量可以稍微大一些，局部感到酸胀最佳。在按压太冲之前可用热水泡脚15分钟，调节局部血液循环。

期门——疏肝理气第一穴

期门为肝经的募穴，是足太阴脾经、足厥阴肝经与阴维脉的交会穴。期，即周期，期，时也，会也；门，开也，通也。期门是汉代负责守卫的武官名，用以作为肝将军之官的比譬，也指为气血运动周期的出入门户，像肝脏的阳刚之气。肝为将军之官，期门的取义，极为明显，为气血运行周期的出入之门。

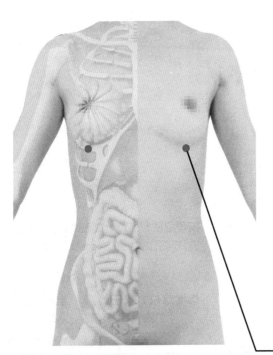

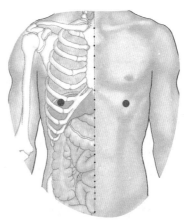

简便取法： 正坐位或仰卧位，自乳头垂直下推2个肋间隙，按压有酸胀感处，即为本穴。

标准定位： 位于胸部，乳头直下，第6肋间隙，前正中线旁开4寸。

保健方法
双手掌心相对搓热，然后分别放在两侧期门穴上进行摩擦5分钟，以至感到发热为度。或用手拇指指腹向下按压，并作小幅度环形按摩，以感到酸胀得气为佳，每次按摩时间在2~3分钟之间。

膻中——胸闷、胸痛常用穴

膻，在这里读作"旦"，通"袒"，袒露也，意思是脱去上衣，露出胸腹，膻中穴位于两乳之间，在胸腹正中，故而名之。膻中穴在胸中，属心包之募穴，八会穴之气会。适当刺激膻中穴可起到活血通络、宽胸理气、止咳平喘的作用，常用于治疗心胸疾病，如心胸痛、胸闷、乳腺增生、咳嗽、哮喘等。

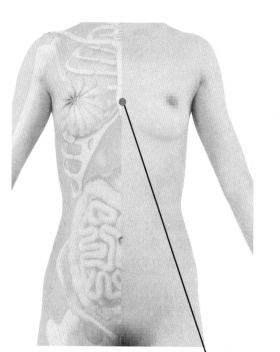

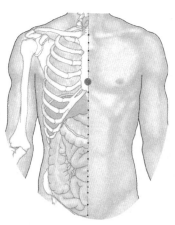

简便取法： 仰卧位或正坐位，两乳头连线与前正中线的交点处即为本穴。

标准定位： 位于胸部，当前正中线上，平第四肋间，两乳头连线的中点。

保健方法
用拇指或大鱼际先顺时针方向后逆时针方向按揉膻中20次，反复按揉10次。若是有心悸，可以睡前配合暖水加浴盐泡澡15分钟。

印堂——醒脑调神抗抑郁

印堂位于督脉的循行路线上，而督脉通于脑，脑为元神之府，诸阳之会，有醒脑调神的作用。脑为精神意识思维活动的物质基础，五志为脑的生理功能主宰，七情是脑受各种刺激反应于外的表现，观察长期心情抑郁或者久年忧虑苦闷之人，其印堂处往往拘紧成"川"字，眉头不展，即亦肺气不宣畅之象。刺激印堂穴有抗抑郁之功。

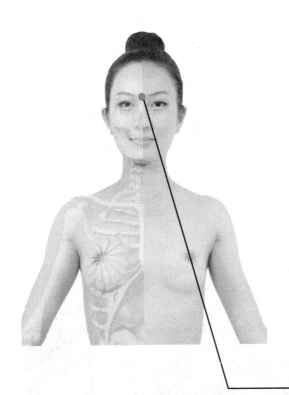

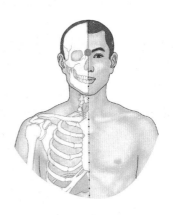

简便取法：坐位或卧位，两眉头连线的中点处。

标准定位：位于额部，两眉头之间。

保健方法
用中指的指腹揉按印堂，用力适度，每天早晚各揉按1次，每次大约2~3分钟；也可采用右手拇指和食指捏起两眉间的皮肤稍向上拉的方法，每日早晚各提拉50~100次。

气郁体质之人膳食调理方

小麦红豆玉米粥——行气解郁补气血

小麦性凉，味甘，归心经，具有养心益肾、镇静益气的功效。

红豆性平，味甘、酸，归心、小肠经，具有健脾利水、解毒消痈的功效。

小麦红豆玉米粥是食疗滋补中的佳品，具有益气补血、行气解郁等功效，可用于治疗高血脂、高血压和高胆固醇、动脉粥样硬化和冠心病等疾病。

原料 | 水发小麦80克，水发红豆90克，水发大米130克，鲜玉米粒90克，盐适量。

制作

①砂锅中注水烧开，倒入大米、玉米、小麦、红豆，搅拌均匀，烧开后用小火煮40分钟，至食材熟透。

②放入少许盐，拌匀调味即可。

温馨小提示

1. 玉米以整齐、饱满、无隙缝、色泽金黄、表面光亮者为佳。

2. 红豆较为难煮，事前需浸泡2个小时；小麦和大米至少浸泡30分钟。

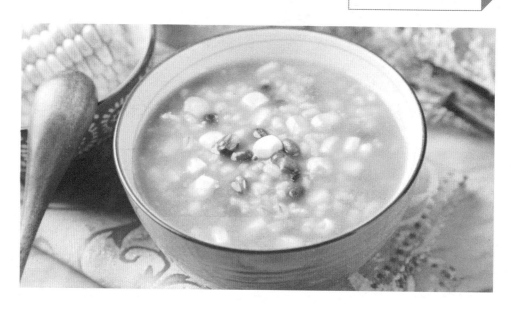

柴胡苦瓜瘦肉汤——和解表里除烦躁

小麦性微寒，味苦、辛，归心包络、肝、胆、三焦经，具有疏散退热、疏肝解郁的功效。

苦瓜性寒，味苦，归心、肝、脾、胃经，具有补肾健脾、消烦解暑的功效。

柴胡苦瓜瘦肉汤是食疗滋补中的佳品，具有和解表里、疏肝升阳等功效，可用于治疗月经不调、烦躁等症状。

原料 | 柴胡12克，川贝10克，苦瓜200克，猪瘦肉200克、盐、鸡粉、料酒各适量。

制作

①苦瓜切段，猪瘦肉切丁，备用。

②砂锅中注水烧开，倒入柴胡、川贝、瘦肉丁，淋入适量料酒，撇去浮沫，放入苦瓜，烧开后用小火炖1小时，至食材熟透，放入少许盐、鸡粉，搅拌片刻，至食材入味即可。

养生小贴士

1. 夏季气温较高，心火易起，胃口不佳，苦瓜性寒，具有清心解暑及增强食欲的功效，特别适合夏季食用。

2. 苦瓜不耐保存，即使在冰箱中存放也不宜超过2天，所以应尽快食用。

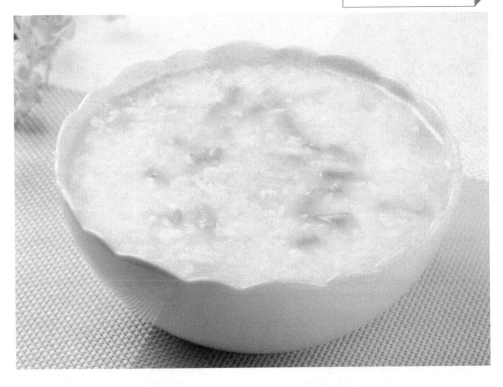

青萝卜陈皮鸭汤——补脾养胃清肺热

青萝卜性凉，味辛、甘，归肺、胃、大肠经，具有清热生津、凉血止血的功效。

鸭肉性寒，味甘、咸，归脾、胃、肺、肾经，有养胃滋阴、清肺解热、大补虚劳的功效。

青萝卜陈皮鸭汤是食疗滋补中的佳品，具有行气解郁、健胃消食等功效，可用于缓解便秘、咳嗽、发热等症状。

原料 │ 青萝卜300克，鸭肉600克，陈皮、姜片各适量，盐、鸡粉、料酒各适量。

制作

①青萝卜切成丁，鸭肉斩成小块，余去血水，待用。

②砂锅中注水烧开，放入陈皮、姜片、鸭块，淋入料酒，烧开后用小火煮20分钟，倒入青萝卜，搅拌均匀，用小火再煮20分钟，放入少许盐、鸡粉，搅匀调味即可。

温馨小提示

1. 挑选萝卜时应挑选个体大小均匀，无病变、无损伤的鲜萝卜。

2. 阴盛偏寒体质、脾胃虚寒者等不宜多食。

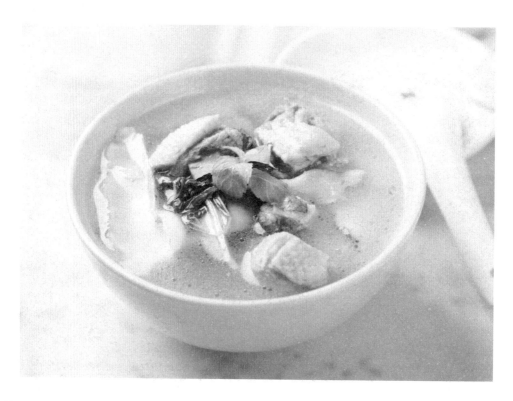

柑橘山楂饮——活血化瘀治失眠

柑橘性寒，味甘、酸，归胃、肺经，具有开胃理气、止渴润肺的功效。

山楂性微温，味酸、甘，归脾、胃、肝经，具有消食化积、活血散瘀的功效。

柑橘山楂饮是食疗滋补中的佳品，具有活血化瘀、行气解郁等功效，可用于缓解痛经、失眠、食欲不佳等症状。

原料 | 柑橘100克，山楂80克。

制作

①将柑橘去皮，果肉分成瓣；山楂对半切开，去核，果肉切成小块。

②砂锅中注入适量清水烧开，倒入柑橘、山楂，用小火煮15分钟，至其析出有效成分，略微搅动片刻即可。

温馨小提示

1. 因橘子果肉中含有一定的有机酸，为避免其对胃黏膜产生刺激而引起不适，最好不要空腹食用本品。

2. 挑选山楂时，以果大、肉厚、核小、皮红者为佳。

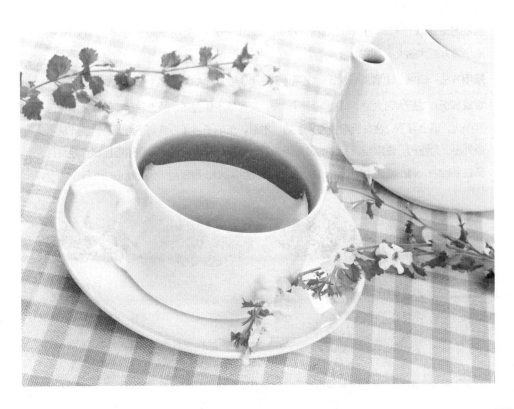

气郁体质易发病症调理中成药

气郁胁痛，情志不舒，下焦湿热——龙胆泻肝丸

龙胆泻肝丸用于治疗气郁胁痛，具有清肝胆、利湿热的功效。临床常用于治疗肝胆湿热、头晕目赤、耳鸣耳聋、耳肿疼痛、胁痛口苦、尿赤涩痛、湿热带下等症状。

龙胆泻肝丸

药物组成：龙胆、柴胡、泽泻、地黄各120克，黄芩、栀子（炒）、木通、盐车前子、当归、甘草各60克。

煎制方法：以上十味，粉碎成细粉，过筛，混匀。每100克粉末加炼蜜160～170克制成小蜜丸或大蜜丸，即得。

服用方法：口服。小蜜丸一次6～12克（30～60丸），大蜜丸每次1～2丸，每日2次。

专家解析：龙胆大苦大寒，既能泻肝胆实火，又可清下焦湿热，故为君药；黄芩、山栀苦寒泻火，清上导下，合龙胆增强泻火之功；木通、车前子、泽泻清利下焦湿热，使邪从水道外出，为臣药，佐以当归、生地黄滋阴养血；柴胡疏肝胆之气，以利诸药提高疗效；甘草甘平和中，调和诸药为使。诸药合用，为治肝胆实火和下焦湿热所致诸证的药方。

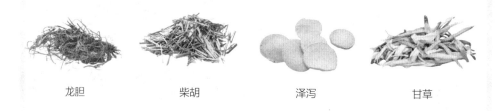

| 龙胆 | 柴胡 | 泽泻 | 甘草 |

口服　一次6～9克　一日2～3次

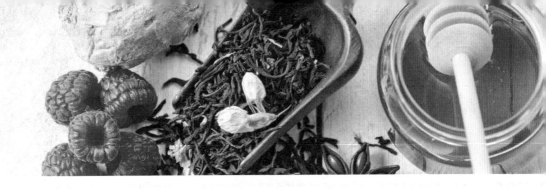

气郁眩晕，七情过伤，脏气不平——罗布麻降压片

罗布麻降压片用于治疗气郁眩晕，具有平肝潜阳、熄风活血的功效。临床常用于治疗头晕、目眩、头痛、烦躁及高血压、高血脂、动脉硬化等病症。

罗布麻降压片

药物组成：罗布麻370克，夏枯草、钩藤各80克，泽泻70克，珍珠母、牛膝、山楂、菊花各50克。

煎制方法：以上八味，珍珠母、泽泻、钩藤粉碎成细粉，过100目筛。其余罗布麻、夏枯草、菊花加水煎煮2次，每次1小时，合并煎液，滤过，将滤液浓缩成膏。牛膝、山楂加水煎煮2次，每次2小时，滤过，合并滤液，浓缩成膏。将上述各膏加入珍珠母等细粉，混匀，压制成片，包糖衣，即得。

服用方法：口服。每次4～6片，1日3次。

专家解析：罗布麻、钩藤、珍珠母平肝潜阳，清热息风；夏枯草、菊花清肝泻火，清利头目；配以牛膝、山楂活血化瘀，通络止痛，引血下行；泽泻利水渗湿。诸药相合，共奏平肝潜阳、熄风活血、通络止痛之功。

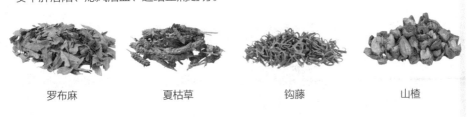

罗布麻　　　　夏枯草　　　　钩藤　　　　山楂

口服　　一次6～9克　　一日2～3次

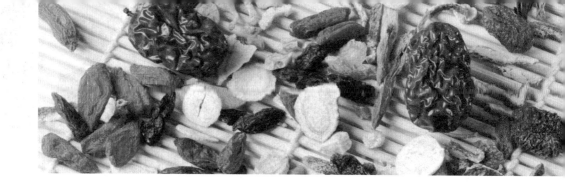

气郁怔忡，怀抱抑郁，心神不宁——安神温胆丸

安神温胆丸用于治疗气郁怔忡，具有和胃化痰、安神定志的功效。临床常用于治疗心胸隐痛、胸闷气短、心胆虚怯、触事易惊、心悸不安、虚烦不寐、自汗、头晕等症。

安神温胆丸

药物组成： 半夏、陈皮、茯苓各125克，枳实、竹茹各75克，酸枣仁（炒）、远志、五味子、人参、熟地黄、甘草、大枣各50克，朱砂5克。

煎制方法： 以上十三味，朱砂水飞或粉碎成极细粉，其余12味粉碎成细粉，与朱砂粉末配研，混匀，过筛。每100克粉末加炼蜜90～110克制成大蜜丸，即得。

服用方法： 口服。每次1丸，每日2次。

专家解析： 半夏、陈皮、茯苓、甘草均有健脾理气、化痰之效；枳实、竹茹可清心降火；酸枣仁、远志、五味子、朱砂可安神定志；人参、大枣健脾益胆气；熟地黄滋阴补肝肾。诸药相伍，则有健脾理气、化痰、安神定志之效。

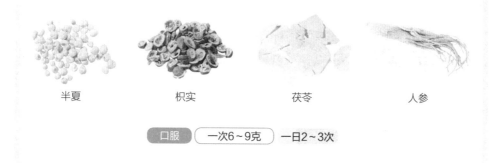

| 半夏 | 枳实 | 茯苓 | 人参 |

口服　一次6～9克　一日2～3次

CHAPTER 8

痰湿体质——肥胖

随着生活水平的不断提高，出门坐车，上下楼的楼梯也被电梯所取代，运动越来越少，相对的，肥胖的人越来越多，而人们对于肥胖的研究也不断深入，各种减肥产品相继出现。那你知道肥胖的人是怎样形成的吗？此章节为你解除疑惑。

痰湿体质的人会有哪些表现

痰多且皮肤较为油腻

众所周知，当我们身体中的脂肪含量超过了正常需求时，脂肪就会从肌肤或其他方面排出体外，这时可见面部变得油腻，且身上皮脂发达的地方都会变得油腻起来。多因痰湿体质的人，体内湿气积聚，油脂代谢出现异常，和普通人相比，其面部皮肤则更为油腻。

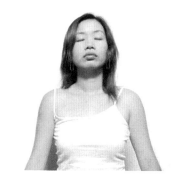

中医理论上的痰，不单是指呼吸道的痰，也是指人体津液的代谢产物中黏稠不易流动的部分。痰湿体质的人一般较为肥胖，而"肥人多痰，瘦人多火"，即是说痰湿体质的人日常喉间经常有痰。

体形肥胖，腹部柔软

痰湿体质的人容易发胖，通常来说体形都较为肥胖。所谓"胖人多痰湿，瘦人多内热"，也就是说发胖的人通常都是痰湿体质。因为人往高处走，水往低处流，所以痰湿重的人其身体也较为沉重。其次，痰湿体质的人还有一个习惯，就是坐在哪儿都长时间一动不动，显得很笨重。这是因为痰湿停滞于皮肤、四肢导致的。另外，痰湿体质的胖人一般腹部的肌肉较为松软，这是因为其平时运动较少，腹部就像是一块"大海绵"，极为容易吸"潮湿"。

倦态乏力，精神萎靡

痰湿体质者的反应一般较常人缓慢，且经常会出现神昏、头重、想睡等症状。这类人平时表情不丰富，老是给人一种漠然的感觉。且在饭后，又会因为其脾胃消化不好、痰湿壅盛、蒙蔽清阳，会出现胸闷又头昏脑涨的症状。如果出现以上症状，就要警惕是不是痰湿滞留在体内了。

口渴不喜欢喝水

痰湿体质的人往往有一个有趣的现象，即使是微微有些口渴了，但却不想喝水，或者又可以说，痰湿体质的人不喜欢喝水。其实，痰湿体质的人并不是真正的"口渴"，这里的"口渴"是指其体内的水液聚集成痰湿，从而替代了其原本的滋润作用，外在表现出来的口渴。通常来说，这种"口渴"只是微微口渴，但是若在这时喝水，则会加重其体内痰湿的堆积。因此，痰湿体质的人会出现口渴但不喜欢喝水的现象。

出汗较多

痰湿体质的人日常多汗，特别是在梅雨季节，出汗尤其频繁。"湿"的特性之一就是潮湿，表现在皮肤上就是出汗。人体在闷热之时会通过出汗来降低自身的体温，痰湿也会经常出汗，给人一种黏滞不爽之感。痰湿体质之人大多是油性皮肤，容易生痤疮，所以平时要照顾好自己的脸，否则痤疮好之后，脸上也会留下坑坑洼洼的疤痕。

二便异常

痰湿体质的人小便发混，大便发黏，在大便时还可能会不顺，因为体内痰湿累积的缘故，大便会变得非常黏滞，冲不掉。这是由于痰湿之邪停留于体内，导致体内淤积过多废物的征象。

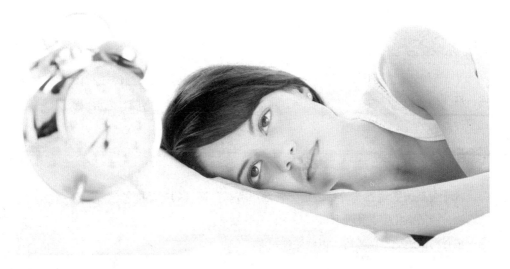

为什么会出现痰湿体质

痰湿体质是让人比较担忧的体质，了解痰湿体质的原因可以帮助我们很好地调节身体。那么痰湿体质究竟是什么原因造成的呢？

先天因素

有家族遗传因素，一般代谢性疾病都与遗传因素有关，比如糖尿病、高血压、高血脂、痛风等病症。在造成痰湿体质的因素中，先天遗传因素占据了很大比重。

口味重或过吃凉食

有些人长期口味偏重，比如偏咸，吃盐太多容易引起体内纳水潴留，这是加重痰湿在体内堆积的重要因素。其次，俗话说"多吃未必会长肌肉，但过食肯定生痰湿"，就是指饮食不可过度，一旦肥胖起来了，痰湿就很可能"不请自来"。另外，过食冰食不仅会促生和加重体质的偏颇，使得体质更加偏向于气虚、阳虚和痰湿，而且食凉饮冷易伤脾胃，"脾为生痰之源，肺为储痰之器"，一旦脾胃被伤，则运化失权，聚湿生痰，进而逐渐形成痰湿体质。

长期熬夜

"子时一阳生，胆气开气旺"。长期熬夜必会影响肝气的疏泄，进而导致气机不畅，肝气横逆犯于脾胃，脾失于健运，水湿停聚于体内，水湿内停日久形成痰湿。

缺乏运动

《千金要方》说："养性之道，常欲小劳。"适量的运动能够消耗人体多余的痰瘀脂浊，能活血化瘀、化浊利湿。反之，若是缺乏运动，且日常暴饮暴食，则会导致脾虚，水谷精微运化出现障碍，以致湿浊留滞。

痰湿体质的舌象变化

 TOP 01 **舌暗红，苔黄腻** ——痰瘀内阻

此类舌质暗红，舌苔黄腻且厚。多见于痰浊与瘀血阻碍经脉，导致气血运行失常所致。临床上常伴有身体局部或者全身性的疼痛、僵硬、麻木，头目昏蒙不清，胸闷多痰，严重时可见中风或者肿瘤。

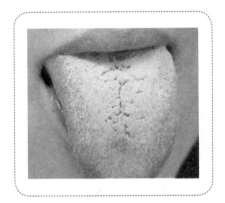

 自我调理

1. 可多吃活血行气、化痰湿通络的食物，如山楂、芹菜、荠菜、菠菜、橘皮、冬瓜、无花果、丝瓜等。
2. 控制寒凉与肥甘厚腻食品的摄入。
3. 此类患者不要自己去尝试未经医生许可的中药，不要自行买回来煎服，不能对症下药只会加重病情。
4. 及时的就医检查和坚持调理是此类患者最应该去做的，还要保持良好的生活习惯，注意饮食，经常锻炼身体。
5. 按摩可选用中脘、足三里、丰隆、血海、阴陵泉、膈俞等。

TOP 02 **齿痕舌，苔黄厚腻**——痰湿郁热

此类舌象舌色暗红，舌上有厚腻的黄苔，舌边缘有齿痕，严重可有瘀斑。这多由体内痰湿气很重，郁久会产生热，也会影响水液的正常代谢，出现此舌象。临床上常伴有多痰、胸闷憋气、纳呆、腹胀、口臭等症状。

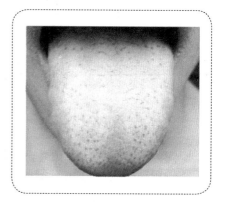

 ## 自我调理

1. 痰湿体质者体形大多肥胖，身重容易疲倦，喜食肥甘厚味的食物，并且食量大。所以食疗上首重戒除肥甘厚味，戒酒，且最忌暴饮暴食和进食速度过快。

2. 应该多食用蔬菜，多喝牛奶补充蛋白质。

3. 痰湿盛者饮食以薏苡仁、茯苓、香菇、芦笋、萝卜为主，能够祛痰化湿。

4. 忌烟、酒及辛辣食物。

5. 平时应调畅情志，健康饮食，规律生活。应进行适当的锻炼，以微汗出、不气喘为宜。

6. 按摩可选用关元、天井、手三里、三阴交等。

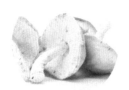 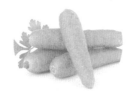 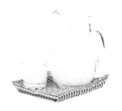

TOP 03 舌胖嫩，苔黄厚腻——脾胃虚弱

此类舌象舌质嫩，舌体胖大，且边缘有齿痕，舌中间有厚腻的黄苔。这多由于脾虚不能运化水湿，而致使舌体胖大，受到牙齿挤压，产生齿痕，而脾虚湿盛，代谢不去，日久产生热而致此舌象。临床上常伴有全身乏力、身体沉重、头晕、纳呆不舒等症状。

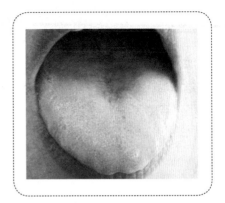

 自我调理

1. 脾胃虚弱的人，宜食用红枣、山药、扁豆、莲子肉等食物。

2. 饮食要均衡，多吃些谷物和粗粮，要注意少油、低盐、无糖，控制主食食量。

3. 苦瓜、黄瓜、柿子、香蕉、梨、西瓜等食物容易伤及脾胃，要控制其摄入量。避免不良的嗜好，不吸烟，不饮酒。饭前少用脑，吃饭要专心，饭后稍休息，养成良好的生活习惯。

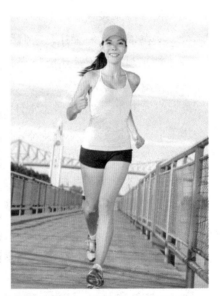

4. 多进行户外运动，接受自然阳光的照射，但是要防止暴晒。注意保暖，尤其是腹部的保暖，必要时经常在腹部戴一块棉肚兜。夏季亦不可贪凉露宿。

5. 保持精神愉快，避免过度疲劳、忧愁、悲伤、紧张情绪和其他因素引起的精神上的创伤。

6. 按摩可选用中脘、足三里、胃俞、脾俞、天枢等。

舌红，苔黄腻——发热

此类舌象舌质红，舌面上有黄腻的舌苔。这多由于感受暑湿之气，湿性黏腻，郁久而化热而产生的舌象特征。临床上常伴有发热难退、身重、不欲饮食、渴不欲饮、大便不爽等症状。

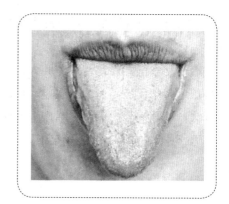

自我调理

1. 发热使身体流失大量的水分，应多补充水分，喝蒸馏水或果菜汁，它们都是很好的液体补充剂，果菜汁还能补充必需维生素和矿物质，尤其是维生素E。

2. 发热时，可在头部及血管丰富处进行冷敷：用毛巾或冰水袋放于患者头部，同时也可将冰袋放于腋窝、腹股沟等大血管处。

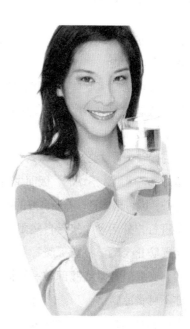

3. 天气太热时，不要吃太多冰凉的食品，容易伤及脾胃，导致脾胃动力不够，引起腹痛腹泻的症状。

4. 病情快痊愈时，不要食用油腻的食物。感冒发热的时候不要吃鸡蛋，还有不要喝浓茶、吃冷饮等。

5. 夏季暑热较重，要加强防护，并且提高自身的免疫力。

6. 按摩可选用大椎、合谷、丰隆、公孙、足三里等。

舌淡胖，苔白腻——痰浊头痛

此类舌象舌质较淡，舌体胖大，舌边缘有齿痕，舌面上有白而腻的舌苔。这多由于过食肥腻之品，导致脾失健运，湿气凝聚而生痰，痰浊中阻，上蒙清窍所致。临床上常伴于面红目赤、口渴便秘、胸脘满闷、泛吐痰涎、下肢沉重等症状。

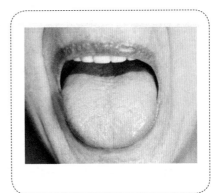

自我调理

1. 可多吃化痰祛湿的食物，如陈皮、生姜、砂仁、苹果、萝卜、海带、薏米、赤小豆、南瓜等。

2. 少吃泡菜或发酵食品，忌食生冷瓜果，忌油腻、肥甘、辛辣食品，忌饮浓茶，忌烟、酒。

3. 注意休息，保持环境安静，光线不宜过强。养成良好的生活规律，保持每周三次的有氧运动。

4. 可选择合适的头部保健按摩法，以疏通经脉，调畅气血，防止头痛发生。按摩可选用百会、印堂、头维、丰隆、合谷、中脘等。

5. 避免过度用脑，保持心情愉快，保证睡眠质量。

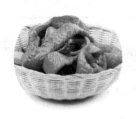

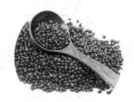

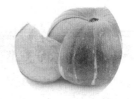

痰湿体质常用穴位养生

丰隆——化痰祛湿降血脂

丰，多；隆，隆盛。丰隆，是象声词，为轰隆之假借词。丰隆穴是胃经的络穴，络穴不仅能治疗本经的病症，而且能治疗其表里经的疾病。胃经与脾经相表里，故丰隆穴也能治疗脾经的病症。丰隆穴具有健脾化痰的功效，可治疗咳嗽痰多、水肿等痰湿泛滥疾病。

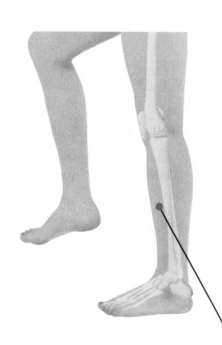

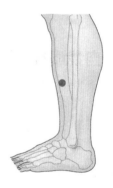

简便取法： 正坐位屈膝，确定腘横纹端与外踝尖连线中点，从胫骨前缘沿该中点水平线往外量2横指，腓骨略前方肌肉丰满处，按压有沉重感，即为本穴。

标准定位： 位于小腿前外侧，当外踝尖上8寸，条口外，距胫骨前缘二横指（中指）。

保健方法
将双腿并拢屈曲，食指和中指伸直，指腹置于穴位上，用指腹垂直用力按揉，以出现酸胀痛的感觉为宜。每次按摩1~3分钟。

水道——健脾和胃排痰湿

　　水道，水液道路。水道的意思是由大巨穴传来的地部经水，由本穴循胃经向下部经脉传输，本穴是胃经水液通行的道路，故名水道。本穴归足阳明胃经，居于腹部，脾胃主运化水湿，具有健脾和胃、通调水道的功效，能将人体内的痰湿浊气排出体外，从而达到减肥、轻身健体的目的。

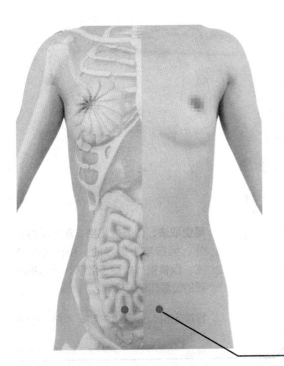

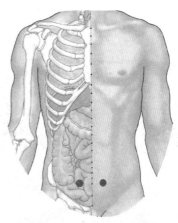

简便取法： 仰卧位，从肚脐沿正中线向下4横指，再用食指、中指、无名指并拢，水平旁开量3横指即为本穴。

标准定位： 位于下腹部，当脐中下3寸，距前正中线2寸。

保健方法
将拇指置于水道穴上，用拇指指尖按揉穴位，以出现刺痛和酸胀的感觉为宜。每天早晚各按摩1次，每次1~3分钟。刺激水道穴还对痛经、不孕、盆腔炎等妇科疾病可起到有效的辅助治疗效果。

天枢——调理肠腑利减肥

天枢，是星座名，北斗星之首。天，指天部；枢，是枢纽。天枢比喻天地之气相交的枢纽。天枢穴在脐旁2寸，正好位于人体的中部，是人体上下相交的枢纽。人的气机上下沟通、升降沉浮，均需要天枢穴，故天枢也是人体升降清浊的枢纽。天枢是大肠的募穴，能调理大肠，将大肠中的糟粕排出体外，从而达到减肥的目的。

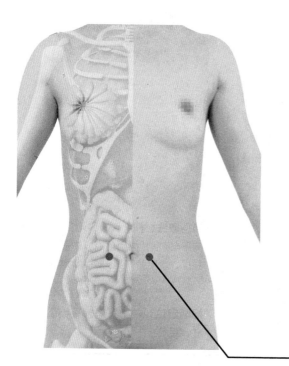

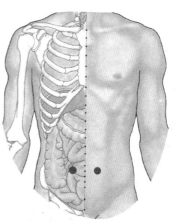

简便取法：仰卧或正坐，双手手背向外，拇指与小指弯曲，中间三指并拢，以食指指腹贴于肚脐，无名指所在的位置即是天枢穴。

标准定位：位于腹中部，当脐中旁开2寸。

保健方法
将食指和中指并拢，指腹置于穴位上，用力向下按揉，至出现酸痛为宜。每天早晚各按摩1次，每次1~3分钟。刺激天枢穴还能治疗便秘、腹泻、腹胀、腹痛等肠道疾病。

TOP 04 **大横**——清肠消脂除腹胀

大，指穴内气血作用的区域范围大；横，指穴内气血运动的方式为横向传输。大横是足太阴脾经和阴维脉的交会穴，不仅能治疗本经病症，还可治疗阴维脉的病症。中医认为肥胖是由于痰湿积聚体内所致，当脂肪不再堆积于体内时，痰湿得消。大横不但能通过健运脾气来化除痰湿，还可以清除肠内油脂，达到减肥的效果。

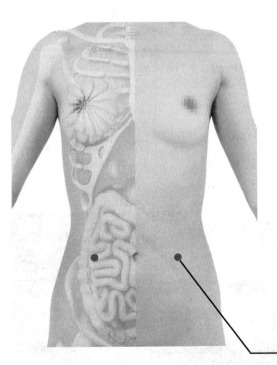

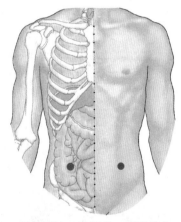

简便取法： 仰卧位，过乳头作一与前正中线平行的直线，沿肚脐作一水平线，两线的交点处即为本穴。

标准定位： 位于腹中部，当脐中旁开4寸。

保健方法
将食指和中指并拢，用指腹按揉穴位，按揉时配合吸气、缩腹，以出现胀痛的感觉为宜。每天早晚各按摩1次，每次1～3分钟。刺激大横穴还可以治疗腹痛、腹泻、便秘、痢疾、肠道寄生虫病、肠麻痹等疾病。

痰湿体质之人饮食调理方

燕麦片粥——延年益寿降血脂

燕麦片性温，味甘，归脾、心经，具有健脾、益气、补虚、止汗、养胃、润肠的功效。它不仅可预防动脉硬化、脂肪肝、糖尿病、冠心病，而且对便秘以及水肿等都有很好的辅助治疗作用，其还含有钙、磷、铁、锌等矿物质，有预防骨质疏松、促进伤口愈合、防止贫血的功效，是补钙佳品。此外，燕麦片粥还可增强人的体力，延年益寿。

原料 | 燕麦片50克。

制作

①燕麦片用清水略洗，倒入电炖锅内胆中，加水适量。

②放入内胆，加盖，调为低温档，隔水炖煮10分钟，粥熟后即可盛出食用。

> **温馨小提示**
>
> 1. 燕麦片易熟，可直接在锅里小火熬煮，不过电炖锅可以让人放心离开，不用总守在那里。
> 2. 清水和麦片的比例最好控制在4：1左右，就是说50克麦片得加200毫升清水。

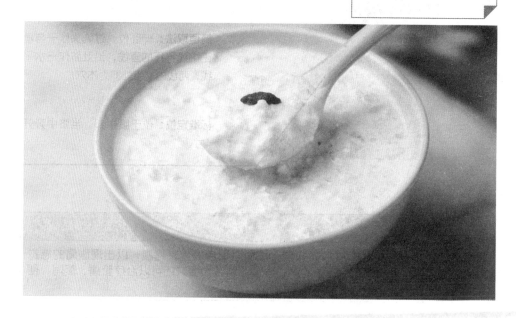

山药冬瓜排骨汤——化痰祛湿补元气

山药性平，味甘，归肺、脾、肾经，具有健脾补肺、益胃补肾、固肾益精的功效。

排骨性温，味甘、咸，归脾、胃经，有补脾、润肠胃、生津液、丰肌体、泽皮肤、补中益气、养血健骨的功效。

山药冬瓜排骨汤具有促进消化、化痰祛湿等功效，可用于治疗脾虚泄泻、久痢等疾病。

原料 ｜ 排骨500克，冬瓜300克，山药500克，葱、姜、盐各适量。

制作

①山药洗净，切块备用；排骨用水焯一下，再放入压力锅里，放入盐、葱段、姜片，上气15分钟。

②开锅再加入山药，10分钟后放入冬瓜，煮熟后加盐调味，即可盛出食用。

养生小贴士

1. 本品对于湿热痰滞内蕴者需慎服，血脂较高者也不宜多食。

2. 本品还可以依据个人喜好加入适量大枣和枸杞，不影响本品功效。

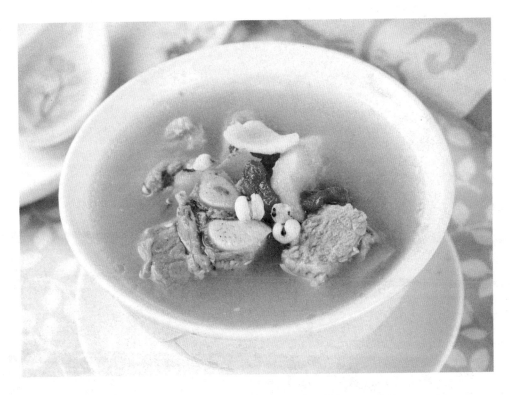

赤豆鲤鱼汤——健脾解毒消水肿

赤豆性平，味甘、酸，归心、小肠经，具有健脾利水、解毒消痈的功效。

鲤鱼性平，味甘，归脾、肺、肾经，具有清热解毒、利水消肿的功效。

赤小豆鲤鱼汤具有健脾、解毒、利水消肿等功效，可用于治疗痰湿堆积、小便频数及黄疸、脚气等疾病。

原料 | 赤小豆100克，鲤鱼1尾，盐适量。

制作

①将鲤鱼剖洗干净去鳃、鳞、内脏，赤小豆洗净。

②锅置火上，将鲤鱼煎至两面金黄，再加入适量清水，放入赤小豆，用文火煮至熟烂，调入盐即可。

温馨小提示

1. 将煎好的鱼冲入沸水中，这样可以减少鱼汤中的土腥气。

2. 赤小豆不仅可以润泽汤水，而且还有去腥的作用。

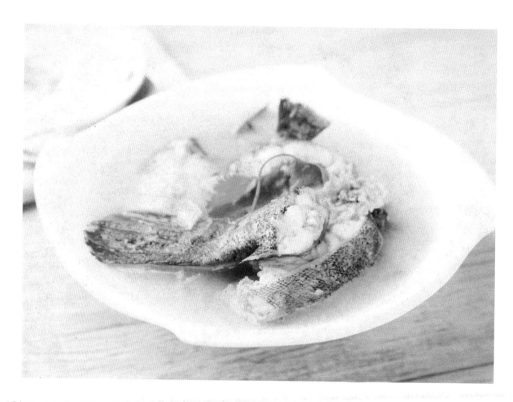

白术陈皮猪肚汤——健脾开胃化痰湿

白术性温，味甘、苦，归脾、胃经，具有补气健脾、燥湿利水的功效。

猪肚味甘，性微温，归脾、胃经，有补虚损、健脾胃的功效。

白术陈皮猪肚汤具有调中健脾、散滞化气、消积驱寒等功效，对腹胀、食纳欠佳、消化不良等症状有一定疗效。

原料 | 陈皮10克，白术30克，鲜猪肚半个至1个，砂仁6克，生姜5片，盐适量。

制作

①先将猪肚洗净，焯水；再将全部用料放入汤煲内，加水约2500毫升，煲滚后改用文火煲约一个半小时。

②取出猪肚切件，放回锅内，再煲30分钟，加盐调味即可。

温馨小提示

1. 本汤性温，阴虚内热者不宜食用。

2. 可在汤中加入切开的生山楂2~3个，不但会改善味道，还能发挥山楂消食导滞的效果。

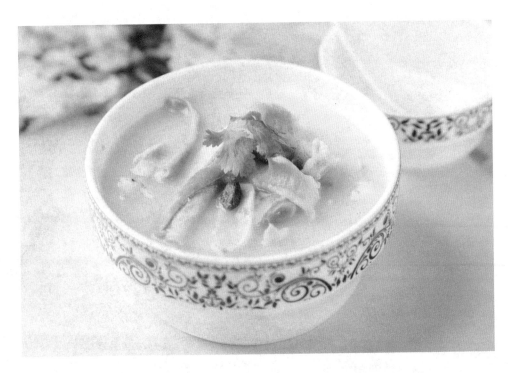

荷叶莲藕炒豆芽——补脾肾消肥胖

荷叶性平，味苦，归肝、脾、胃经，具有清热解暑、升发清阳的功效。

莲藕性寒，味甘，归心、脾、胃经，具有补脾益血、健脾开胃的功效。

荷叶莲藕炒豆芽具有补脾肾、渗水湿、消肥胖等功效，对时有低热、下肢肿胀、小便不利的肥胖者的疗效尤为显著。

原料 ｜ 鲜荷叶200克，水发莲子50克，莲藕100克，绿豆芽150克，食用油、盐各适量。

制作

①将莲藕洗净，切丝备用；将水发莲子与荷叶加水煎汤，盛其材料备用。

②锅中放油烧热，放入莲藕煸炒至七成熟，再加入莲子、绿豆芽，烹入鲜荷叶、莲子汤适量，待熟后再加适量盐调味即可。

温馨小提示

1．选购豆芽时，颜色雪白和有刺激味道的豆芽不建议购买，最好选购顶芽大、茎长、有须根的豆芽比较安全。

2．豆芽最好能去除根部，用大火快炒，加点醋会使得豆芽更脆。

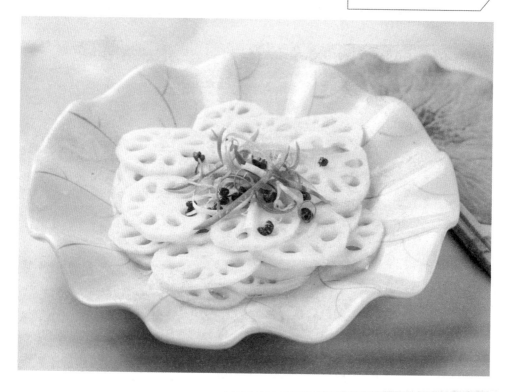

痰湿体质易发病症调理中成药

痰湿阻肺，咳嗽痰多，气喘胸闷——二陈丸

二陈丸用于治疗痰湿阻肺，具有燥湿化痰、理气和胃的功效。临床常用于治疗咳嗽痰多、胸脘胀闷、恶心呕吐等症状。

二陈丸

药物组成：陈皮、半夏（制）各250克，茯苓150克，甘草75克。

煎制方法：以上四味，粉碎成细粉，过筛，混匀。另取生姜50克，捣碎，加水适量，压榨取汁，与上述粉末泛丸，干燥，即得。

服用方法：口服。每次9~15克，每日2次。

专家解析：半夏辛温性燥，燥湿化痰，降逆止呕；陈皮辛苦性温，燥湿化痰，理气和中；茯苓甘平而淡，能利水渗湿，断其源，竭其流，则湿无所聚；甘草助茯苓健脾和中，兼制半夏之毒，调和诸药。四药相配共奏燥湿化痰、理气和中之功，为治湿痰证之主方。

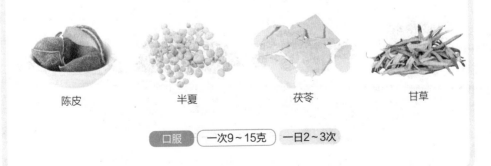

| 陈皮 | 半夏 | 茯苓 | 甘草 |

口服　一次9~15克　一日2~3次

159

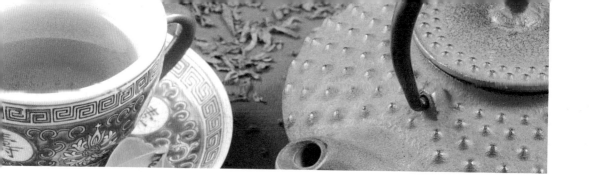

痰湿泛耳，耳内胀闷，头重恶心——心脑康胶囊

心脑康胶囊用于治疗痰湿泛耳，具有活血化瘀、通窍止痛的功效。临床常用于治疗胸闷、心前区刺痛、眩晕、头痛、冠心病、心绞痛、脑动脉硬化等疾病。

心脑康胶囊

药物组成： 丹参40克，制何首乌、赤芍、枸杞、葛根、泽泻、牛膝、地龙、川芎、远志、九节菖蒲、鹿心粉各30克，红花、炒酸枣仁、甘草各20克，郁金3克。

煎制方法： 以上十六味，除鹿心粉外，丹参、首乌、赤芍、枸杞、葛根、地龙加水煎煮三次，合并煎液，滤过，滤液浓缩至清膏状；其余九味粉碎成细粉，过筛。加入清膏，混匀，干燥，粉碎，过筛，最后加入鹿心粉，混匀，装入胶囊，制成粒即得。

服用方法： 口服。每次4粒，每日3次。

专家解析： 丹参、赤芍、川芎、红花活血化瘀，宣痹止痛；九节菖蒲、郁金、远志、地龙开窍通络；葛根、泽泻升清降浊，宁脑利窍；制何首乌、枸杞、鹿心粉、牛膝调补肝肾；酸枣仁宁心安神；甘草和中缓急，调和诸药。诸药合用，共奏活血化瘀、通窍止痛之功。

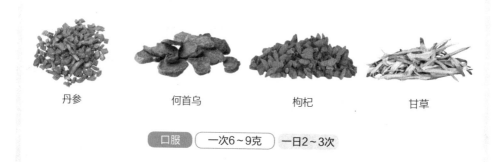

丹参　　　　　何首乌　　　　　枸杞　　　　　甘草

口服　一次6~9克　一日2~3次

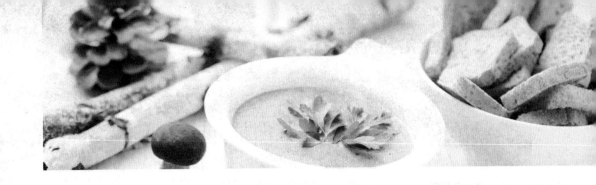

痰湿内积，胃脘疼痛，心烦心悸——左金丸

左金丸用于治疗痰湿内积，具有疏肝泻火、和胃止痛的功效。临床常用于治疗肝火犯胃、脘胁疼痛、口苦嘈杂、呕吐酸水、不喜热饮等症状。

左金丸

药物组成：黄连12克，吴茱萸2克。

煎制方法：以上两味，粉碎成细粉，过筛，混匀，用水泛丸，干燥，即得。

服用方法：口服。每次3~6克，每日2次。

专家解析：黄连苦寒泻火，佐以辛热之吴茱萸，疏肝解郁，降逆止呕，并制黄连之过于寒凉。两药相合，苦降辛开，一清一温，共奏清肝降逆、行气止痛之效。

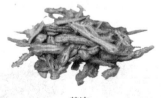

黄连

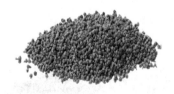

吴茱萸

口服　一次3~6克　一日2~3次

161

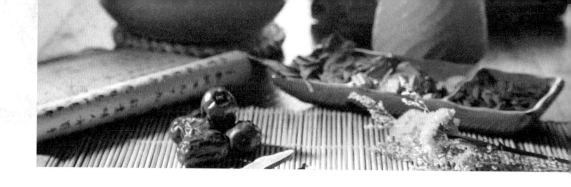

不消化，腹泻——人参健脾丸

人参健脾丸用于治疗脾胃虚弱、腹胀腹泻的症状，具有健补脾胃的功效。临床上常用于治疗慢性胃炎、十二指肠溃疡、胃肠功能紊乱、过敏性结肠炎等，对小儿厌食症、儿童慢性鼻炎，以及青春痘等均有一定疗效。

人参健脾丸

药物组成：人参、砂仁、远志（制）各25克，白术（麸炒）150克，山药、炙黄芪各100克，木香12.5克，当归、酸枣仁（炒）、茯苓、陈皮各50克。

煎制方法：以上十一味，粉碎成细粉，过筛，混匀。每100克粉末用炼蜜40~50克，加适量的水泛丸，干燥，制成水蜜丸，即得；或加炼蜜110~120克制成大蜜丸，即得。

服用方法：口服。水蜜丸每次8克，大蜜丸每次2丸，每日2次。

专家解析：方中人参、茯苓、白术、黄芪益气健脾；山药、陈皮、砂仁健脾和胃；木香理气健脾，调理中焦气机；酸枣仁、远志安神定志；当归活血养血。诸药共奏健脾益气、和胃止泻之功。

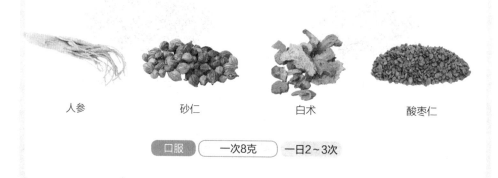

| 人参 | 砂仁 | 白术 | 酸枣仁 |

口服　　一次8克　　一日2~3次

CHAPTER 9

湿热体质——长痘

　　湿，给人的感觉是含有水分的，沉重的。古人说："千寒易除，一湿难去。湿性黏浊，如油入面。"湿热体质之人，面部与鼻尖总是油光锃亮，怎么洗都不干净。那么湿热是怎么在人体里形成的呢？怎样看出是否有湿热？在本章节将为你呈现。

湿热体质的人会有哪些表现

"热"往往会与"湿"相勾结，湿气侵体，时间长了就会"从阳化热"，形成湿热体质。湿热是指人体内的湿与热同时存在的现象。此类体质的舌苔大多数舌头上有一层厚厚的苔，刮之不去，口里发黏，这样的舌苔就是腻苔，是痰湿的表现，如果有内热的话，舌色偏红，舌苔发黄黏腻，也就是黄腻苔。从以下几个方面也可以判断出湿热体质。

皮肤油腻面生疮

湿热体质的人头发油腻，头皮屑很多，面部皮肤油腻，毛孔粗大，眼睛分泌物很多。面部痘痘多，好发于口唇周围，反复发作，不容易愈合。还有口中酸臭，自觉口苦口黏。

大便黏腻不爽

大便很臭，黏滞，总是黏在马桶上，反复冲水还冲不净，大便虽然不成形，却有排便困难、不顺畅、排不净的感觉，这说明体内湿热重。另外，男性容易阴囊潮湿，女性带下增多、色偏黄、气味重。

神疲乏力肢体沉重

湿热体质者睡觉起床后，感觉很累，像是没睡够，头发昏，打不起精神，浑身疼痛很不清爽，像穿了件湿衣服一样，这是典型湿热症状。

易出痧，色鲜红

刮痧很容易出痧，且痧量多，痧色鲜红，伴有明显的疼痛、沙砾感、结节样等反应。在刮拭的时候，背部较易有痛点，也会快速出现痧斑。拔罐后，皮肤容易出痧，且容易出现鲜红色水泡。

为什么会出现湿热体质

什么是湿热体质？湿热又是怎么形成的？

　　湿的最主要物质就是水，其形成需要水分，而一年四季当中，夏季的雨水最多。根据观察，发现南方人的湿热体质比北方的多，这主要是因为南方的雨水相对较多，这就是外湿的因素。还有一种是内湿因素，这种常与消化功能有关，中医认为与脾有"运化水湿"的功能。因此，脾若虚弱就不能正常地"运化"而使"水湿内停"。且脾虚的人也易招来外湿的入侵，外湿也常困阻脾胃使湿从内生，所以外湿和内湿是既独立又关联的。

　　热，则是一种热象，是因为外部温度比较高，这种温度会让人产生不适的感觉，而湿热同在是很常见的，夏天的温度比较高，伴有很多的雨水，所以湿热症状在夏季易发，湿热体质的人在夏季的雨水季节，也会有很多的不适症状。而且喜欢吃煎、炸、烧、烤等食物或嗜好烟酒的年轻人容易形成湿热体质，如果生活压力增加，湿热也会加重。

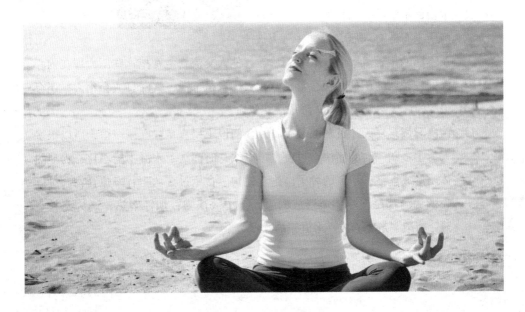

1. **先天因素：**在《灵枢·天年》中认为："人之始生，以母为基，以父为楯，血气已和，营卫已通，五脏已成，神气舍于心，魂魄毕具，乃成为人。"说明当生命还在胚胎时期，父母的体质和饮食习惯成为胎儿体质的先天决定因素。

2. **自然的环境：**四季拥有不同的变化规律，六淫——风、寒、暑、湿、燥、火分布其中。长期生活在湿热的环境中，很容易变成湿热的体质。还有随着现代工业的发展，自然或人为的原因所排放的有害物质，不断地破坏生态环境，这些有害物质还会与人体内部所产生的代谢产物相结合，日久内生郁热，形成湿热体质。

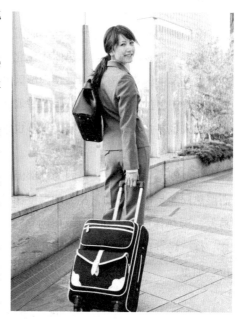

3. **工作的压力：**时代的进步让我们的脚步也不自觉地加快，所以我们经常会面临学习、工作的压力，以及前所未有的心理压力，这些压力波及不同的年龄段。而且很多人缺乏与他人交流，常常把这些压力埋在内心深处，长期的压抑、忧愁容易造成人体气机郁滞，气滞日久会化火，还会引起津液代谢障碍，日久形成湿热体质。

4. **饮食习惯：**夏天，炙热的温度，让我们恨不得直接躲在冰箱里，所以很多人为了贪图一时的痛快，过度食用冷饮，时间久了水湿不能输化，为湿热体质形成埋下了不良的种子。进食过快、食用过多的肥甘辛热食物、过度吸烟喝酒都是湿热体质形成的原因。中医认为，烟性辛热，酒为熟谷之液，所以一定要养成一个健康的饮食习惯。

湿热体质的舌象变化

舌暗红，白腻苔微厚 ——痰瘀有热

　　此类舌象舌色暗红，舌面上铺有一层偏厚的白腻苔。这多由于体内痰瘀阻滞，致使经脉不通，郁久而产生热，但此种热为经脉瘀热，而非由湿化热，所以舌苔不黄。临床上常伴有浑身燥热、脸上长有小丘疹、毛孔粗大等症状。

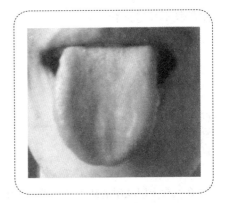

自我调理

1. 此类患者发病通常都是与饮食肥甘厚腻有关，所以在调理阶段应以清淡饮食为主。
2. 应多食用凉性的水果，如梨、橙子、香蕉等。要多饮水，少吃膨化类、甜味、辣味的零食。
3. 严格控制烟酒，大蒜、韭菜、薤白、茴香等要忌口。
4. 调整心情、生活规律，适当增加运动量。
5. 按摩可选用血海、丰隆、足三里、三阴交、大椎、曲池等。

TOP 02 舌红，薄腻苔——湿热内蕴

此类舌像舌色偏红，舌面上布有一层薄薄的腻苔。这多见于湿热内蕴的患者。湿为重浊黏滞之邪，阻滞病机，与热邪相合，热不得越，湿不得泻而致。临床上常伴有头重昏蒙、四肢困重、胸脘痞满、大便黏腻不爽等症状。

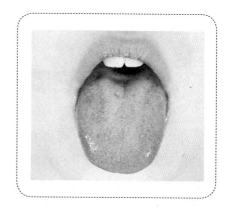

🗂️ 自我调理

1. 在饮食上以祛湿清热为主，可多食用薏苡仁、山药、小米、绿豆、白扁豆等食物。

2. 切勿多食生冷瓜果，油腻、肥滞、黏甜之物及各种冷冻饮料，以防伤及脾胃，湿浊内生。

3. 居住环境应温暖干燥，多休息，不要熬夜，不要饮酒，不要吃香辣东西，平时避免暴饮暴食。

4. 不要直接睡地板，地板湿气重，容易入侵体内，造成四肢酸痛。潮湿下雨天减少外出。不要穿潮湿未干的衣服，不要盖潮湿的被子，洗完澡后要充分擦干身体，吹干头发。

5. 要保持适当的运动量。

6. 按摩可选用肺俞、脾俞、曲池、阴陵泉等。

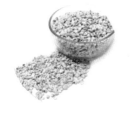
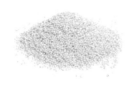
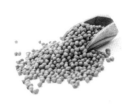

TOP 03 舌暗红，黑燥苔——肝胆实热

此类舌象舌色暗红，舌干而少津，舌面上有一层黑色的燥苔。在此舌象中，舌色暗红说明体内有实热，而黑苔则说明邪热入里，蕴结于内。这整一个舌象多为肝胆实热，热度蕴结体内所致。临床上常伴有口苦、小便黄、大便燥结等症状。

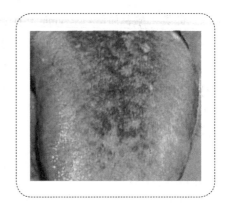

 ## 自我调理

1. 可食用芹菜、荠菜、海带、向日葵籽、牡蛎、赤小豆、紫菜等食品。多食用具有清热利湿的食物，如薏苡仁、莲子、茯苓、紫菜、绿豆、扁豆、鸭肉、鲫鱼、冬瓜等。

2. 应清淡饮食，尽量少吃肥甘油腻，可配清热利湿的食疗辅助治疗。忌食辛辣走窜的刺激性食物，忌吃饭时情绪太过激动，忌烟酒。

3. 湿热体质的人情绪常与于阴虚者相近。性情较急躁，外向好动活泼，常心烦易怒。应学会舒缓情绪，多与人交流，调整自己的心态。

4. 可做些舒缓的运动，如太极拳、八段锦等，可调畅气机。

5. 按摩可选用阳白、头临泣、足临泣、脑室、侠溪、中封等。

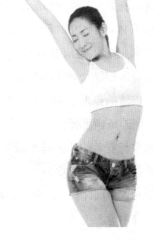

黄腻苔——黄疸

此类舌象舌质淡红，舌面上有一层厚腻的舌苔。多由于湿热蕴蒸肝胆，致使肝气郁结，胆汁外溢所形成的病症。临床上常伴有身目俱黄、发热、身重、口渴、恶心呕吐、小便短少黄赤等症状。

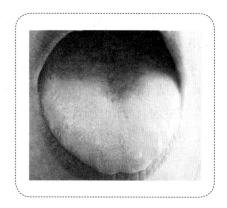

自我调理

1. 食物应新鲜、富于营养，易消化、少食多餐。宜食清淡蔬菜以及豆类、鸡蛋、米粉等。主食以大米、小米、玉米、赤小豆等为主，辅食以新鲜蔬菜、水果为宜。
2. 忌食高脂肪、高胆固醇、高蛋白质饮食，限制食盐的摄入，忌酒和滥用药物。
3. 烟酒入体内后均在肝脏解毒，会加重肝脏负担和损害，患者应戒烟、戒酒。伴有腹水者应限制钠盐和水的摄入。
4. 保持情绪的稳定，树立坚强的意志，心情开朗，消除负面思想。
5. 积极进行有益的体育运动锻炼，如散步、太极拳、保健操、气功等。
6. 按摩可选用章门、太冲、脾俞、肝俞、劳宫、脊中等。

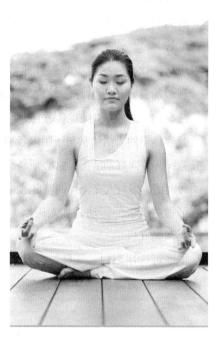

舌红，苔黄腻——石淋

此类舌象舌质红，舌面上有层黄色的腻苔。这多由于湿热蕴结，日久化热而产生的舌象。而湿热聚集下焦，长期受其熏蒸，发生石淋。临床上常伴有尿中带血、小便艰涩、排尿突然中断、尿道刺痛窘迫、少腹拘急、发热等症状。

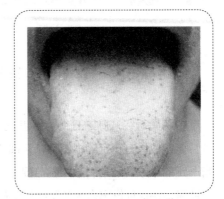

自我调理

1. 多食用高纤维食物，谷类、薯类及新鲜蔬菜中都富含纤维素。

2. 不要太晚吃晚餐，早吃晚餐会大大降低尿路结石的发病率。

3. 宜多吃荸荠、西瓜、冬瓜、梨、鲜藕、鸡内金等食品。

4. 限制含钙、草酸类的食物，避免高糖、高胆固醇和高脂肪饮食。如竹笋、菠菜、毛豆、甜菜、西红柿、土豆、苹果、可可、巧克力、咖啡等。

5. 要多喝水，以预防尿结石的发生与复发。

6. 按摩可选用肾俞、膀胱俞、中极、然谷、关元、委中、气海、足三里等。

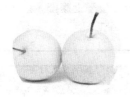

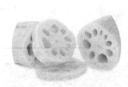

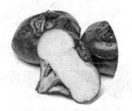

湿热体质常用穴位养生

中脘——脾胃湿热首选穴

中脘属奇经八脉之任脉，中脘为后天之本，胃之募穴，亦位于任脉上为腑之会穴，该穴位具有一定的枢纽性，可清热、化湿降逆、和胃健脾，对于消化系统疾病都有一定的疗效。经常刺激中脘可促进肠胃蠕动，不仅可以调节脾胃湿热之气，还能够帮助身体快速地排出多余的脂肪还有废弃物，起到排毒养生的效果。

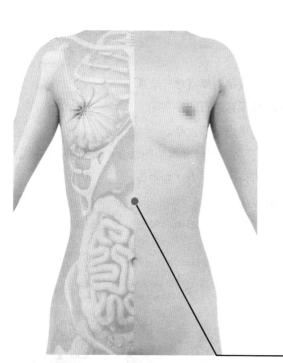

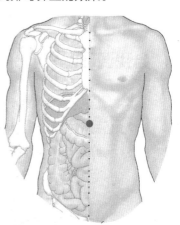

简便取法：仰卧位，沿前正中线向下触摸，找出胸骨体与剑突间形成的凹陷，即胸剑联合，胸剑联合与脐中连线的中点，即为本穴。

标准定位：位于上腹部，前正中线上，脐中上4寸。

保健方法
双掌重叠或单掌按压在中脘穴上，顺时针或逆时针方向缓慢进行圆周运动。手掌始终紧贴着皮肤，带着皮下的脂肪、肌肉等组织做小范围的环旋运动，使腹腔内产生热感为佳。饭后半小时做，力度不宜过大，否则可能出现疼痛和恶心的症状。

大肠俞 ——肠道湿热就按它

　　大肠俞是足太阳膀胱经的腰部腧穴，"俞"同"输"，与大肠有内外相应的联系，为大肠经经气转输之处，故名大肠俞。大肠是传导和输送糟粕的器官，与脾胃共同管理食物的消化、吸收和传导。大肠俞可疏调肠道，理湿热，是治疗肠道疾病的重要穴位之一。

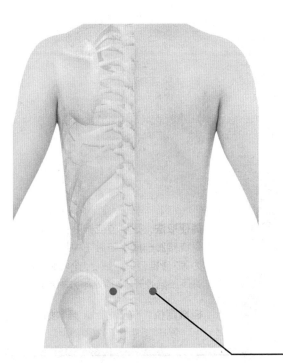

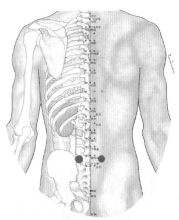

简便取法： 正坐位或俯卧位，两侧髂嵴最高点连线与后正中线交点为第4腰椎棘突，棘突下凹陷旁开2横指（食指与中指并拢），即为本穴。

标准定位： 位于腰部，第4腰椎棘突下，旁开1.5寸。

保健方法
先将手搓热，然后一边缓缓吐气一边用手拇指按压大肠俞，停留6秒钟，然后放开。注意要配合呼吸进行，如此重复10次。

三焦俞——小便黄赤掐此穴

三焦俞位于第1腰椎旁，是三焦之气输注于背部之处，三焦乃水液代谢之通道，取之可治疗水液代谢失常而致的一切疾病。三焦为六腑之一，俞即输注，本穴是三焦之气转输于后背体表的部位，故名三焦俞，可外散三焦腑之热。《黄帝内经》中以三焦为通调水道的决渎之官。故三焦俞是三焦之气转输、输注之所，升阳益气、决渎行水，内应全身之俞也。

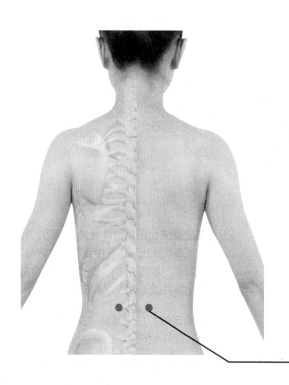

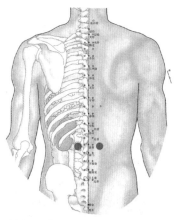

简便取法： 正坐位或俯卧位，肚脐水平绕腰腹一周，与后正中线交点处即为第2腰椎棘突，往上1个棘突，其棘突下凹陷旁开2横指处即为本穴。

标准定位： 位于背部，第1腰椎棘突下，旁开1.5寸。

保健方法
取俯卧位，操作者用两手拇指指腹稍用力按压住三焦俞，然后顺时针方向按揉三焦俞2分钟，再逆时针方向按揉2分钟，以局部有酸麻胀痛感为佳。每天坚持，可缓解腹胀肠鸣等病症。

TOP 04 阴陵泉——夏季除湿热首选穴

　　夏季湿热，湿邪困脾会导致人体食欲缺乏、腹胀、腹泻等消化功能减退的症状，还常伴有精神萎靡、嗜睡、乏力、舌苔白腻或黄腻等现象。按揉阴陵泉穴可以解除上述症状。阴陵泉为足太阴脾经之合穴，它能够健脾益气，促进脾之运化水谷功能得以恢复，使气机顺达，腑气通畅。常按揉阴陵泉穴，可起到健脾化湿、通利三焦、清利湿热的保健作用。

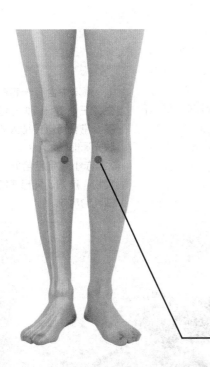

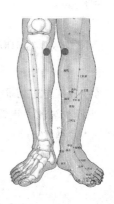

简便取法：正坐位屈膝或仰卧位，用拇指沿着小腿内侧骨由下往上推，至膝关节处时，内侧骨向上弯曲处触及一凹陷，即为本穴。

标准定位：位于小腿内侧，当胫骨内侧髁后下方凹陷处。

保健方法
将拇指置于阴陵泉穴上，用拇指指尖按揉穴位，以出现刺痛和酸胀的感觉为宜。每天早晚各按摩1次，每次3分钟。每天下午或晚上按摩阴陵泉穴能更好地泻除体内湿热，还可疏通下肢经络，具有治疗膝关节局部病症的作用。

湿热体质之人膳食调理方

薏米赤小豆汤——清热祛痘又美白

赤小豆性平，味酸，归心、小肠经，具有利水消肿、解毒排脓的作用。

薏米又名薏苡仁，性微寒，味甘、淡，归脾、肺、胃经，具有健脾利水除痹、清热排脓除湿热的作用。

薏米赤小豆汤具有消除粉刺、色斑，改善肤色等功效，并且对于由病毒感染引起的赘疣等有一定的治疗效果。

原料 ｜ 赤小豆、薏米各100克，片糖适量。

制作

①薏米、赤小豆洗净泡2小时。

②把薏米和赤小豆放入电饭锅煮开，煮开后继续煲2小时，然后加入片糖煮2分钟，焖10分钟即可。

温馨
小提示

1. 薏米中含有一定的维生素E，是一种美容食品，常食可以保持人体皮肤光泽细腻。

2. 赤小豆是富含叶酸的食物，产妇、乳母多吃有催乳的功效。

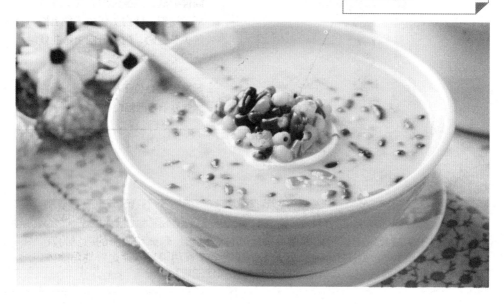

蒜蓉马齿苋——清大肠湿热，止泻止痢

　　马齿苋性寒，味酸，归心、肝、脾、大肠经，具有清热利湿、解毒消肿、消炎、止渴、利尿的作用。

　　蒜蓉性温，味辛，入脾、胃、肺经，具有温中消食、行滞气、暖脾胃、消积、解毒、杀虫的功效。

原料┃ 鲜嫩马齿苋500克，蒜蓉20克，盐、酱油、香油各适量。

制作

①将马齿苋去根，摘掉老茎，洗干净，用沸水烫透捞出。

②再用清水多次清洗，切成段，放盘中；再将蒜蓉放在马齿苋上面，加入盐、酱油、香油，吃时拌匀即可。

养生
小贴士

1. 孕妇要禁止吃马齿苋，马齿苋是滑利的，有滑胎的作用。

2. 单纯受凉造成的一般性腹泻的人不要食用马齿苋。

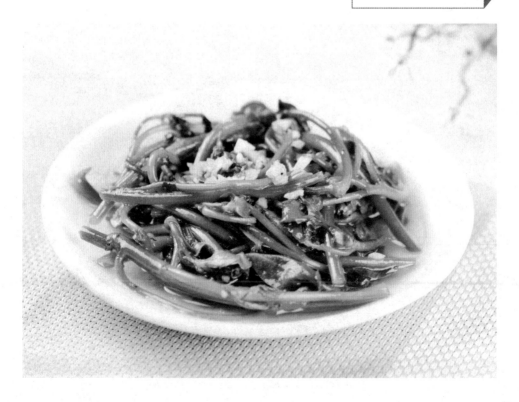

海带冬瓜排骨汤——清湿热又健脾

海带性寒，味咸，归肝、胃、肾经，具有软坚化痰、祛湿止痒、清热行水的作用。

冬瓜性凉，味甘、淡，归肺、大肠、膀胱经，具有清热利水、消肿解毒、生津除烦、利胆的作用。

原料 ｜ 排骨2条，干海带40克，冬瓜300克，姜3片，盐、料酒各少许。

制作

①将干海带洗净切丝。

②将水烧开，把排骨放进去余掉血水，捞出。

③把海带、排骨、冬瓜、姜片一起放入锅中，加适量水，大火烧开15分钟后，用文火再煲1小时，放盐，调入少许料酒即可。

温馨小提示

海带不要长时间浸泡，其所含的碘大部分在表面，浸泡过久会使碘流失。

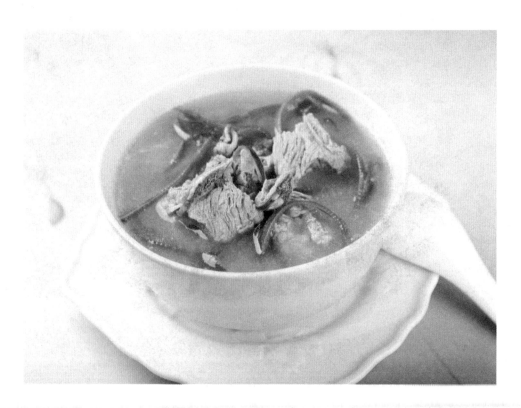

痰湿体质易发病症调理中成药

湿热初起之时——甘露消毒丹

甘露消毒丹用于治疗湿温初起，湿热并重，具有化浊利湿、清热解毒的功效。临床上常用于治疗肠伤寒、传染性黄疸型肝炎、急性胃肠炎等属湿热并重者等病症。

甘露消毒丹

药物组成：飞滑石450克，黄芩300克，茵陈330克，白豆蔻、薄荷、藿香、连翘、射干各120克，石菖蒲180克，木通、川贝母各150克。

煎制方法：以上所有药材粉碎成细粉，过筛，混匀，以神曲糊丸，如弹子大。

服用方法：每次6克，开水化服，每日2次。

专家解析：连翘、薄荷轻清透达，引邪外出；黄芩、射干、贝母苦寒泻肺，以清散上焦及咽喉热毒；藿香、石菖蒲、白豆蔻芳香化浊，醒脾祛湿，以芳化中焦湿浊；飞滑石、木通、茵陈清热利湿退黄，以渗利下焦湿浊，引湿热从小便而出。全方相合，以清热为主，渗湿为辅，芳化为佐，上清、中化、下利，三法并用，而清热重于祛湿，故宜于湿温病热重于湿者。

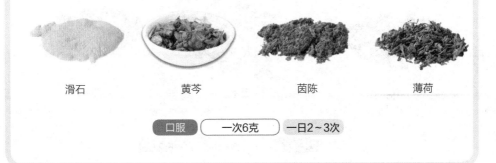

滑石　　　　　黄芩　　　　　茵陈　　　　　薄荷

口服　　一次6克　　一日2～3次

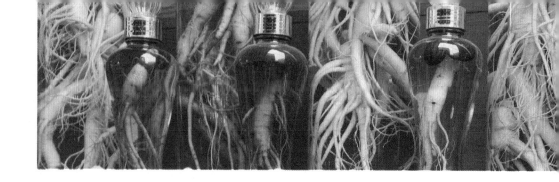

下肢沉重无力——三妙丸

三妙丸可用于治疗湿热下注而致的痹症，具有清热燥湿的作用。临床上常用于治疗风湿性关节炎、重症肌无力、下肢进行性肌萎缩、阴囊湿疹、盆腔炎、宫颈炎等病症。

三妙丸

药物组成： 黄柏200克，苍术、牛膝各120克。

煎制方法： 以上三种药物，粉碎成细粉，过筛，混匀，用水泛小丸，干燥即得。

服用方法： 每服6～9克，温水送下，每日2～3次。

专家解析： 黄柏苦寒，寒以清热，苦以燥湿，且入下焦；苍术苦温，善能燥湿；牛膝能祛风湿，补肝肾，且引药下行。三药合用，专治下焦湿热致两脚麻木、萎软无力。

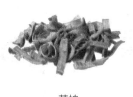

黄柏

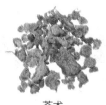

苍术

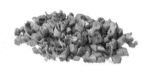

牛膝

口服　　一次6～9克　　一日2～3次